APPRÉCIATION

DE LA

MÉTHODE ANTIPHLOGISTIQUE,

DANS LE TRAITEMENT DE QUELQUES LÉSIONS ORGANIQUES;

PAR LE DOCTEUR **OLMADE**,

MEMBRE DE PLUSIEURS SOCIÉTÉS DE MÉDECINE FRANÇAISES ET ÉTRANGÈRES, etc.

Ars medica tota in observationibus.
Fréd. HOFFMAN.

PREMIER MÉMOIRE,

SUR

LES LÉSIONS CANCÉREUSES OU PRÉSUMÉES TELLES.

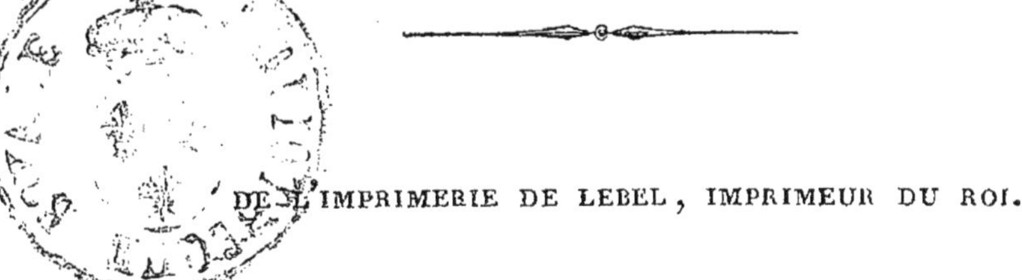

DE L'IMPRIMERIE DE LEBEL, IMPRIMEUR DU ROI.

PARIS,

BÉCHET JEUNE, Libraire, place de l'École de Médecine, n° 4;
L'AUTEUR, dans sa Maison de Santé, rue de Picpus, n° 40,
Faubourg Saint-Antoine.

1824.

mage qu'il m'a été permis de vous en faire est pour moi la plus douce comme la plus flatteuse des récompenses. Cette insigne faveur redoublera mon zèle. Trop heureux, MONSEIGNEUR, qu'on puisse lire à la tête de mon ouvrage un nom que la reconnaissance publique a depuis long-temps gravé dans le cœur de tous les Français.

J'ai l'honneur d'être avec le plus profond respect,

MONSEIGNEUR,

De votre EXCELLENCE

Le très-humble et très-obéissant serviteur,

OLMADE.

PRÉFACE.

FRAPPÉ, jeune encore, de l'obscurité du diagnostic de certaines lésions organiques, telles que les lésions squirrheuses, tuberculeuses, etc., ainsi que des longues controverses auxquelles la nature et la thérapeutique de ces affections ont donné lieu jusqu'à ce jour, j'ai cherché de bonne heure à profiter des positions dans lesquelles je me suis trouvé, en recueillant, au lit des malades, des faits propres à baser mon jugement sur des matières aussi obscures. Dirigé dans le principe par des maîtres habiles, persuadés eux-mêmes que l'observation est la base de la médecine, je fis abnégation absolue des idées puisées dans les auteurs; je recueillis les faits que les annales de la science me fournissaient; je consultai dans les hôpitaux le grand livre de la nature. J'ai ainsi rassemblé dans quelques années un assez grand nombre d'observations sur les différentes lésions organiques. Mais, lorsque j'ai cherché à les rapprocher, afin d'en tirer des conséquences qui pussent en découler naturellement, le fruit que j'en retirai fut loin de me satisfaire. Dans l'espoir d'obtenir des renseignemens utiles à mon instruction, je fis part de mes travaux cliniques à quelques sociétés médicales ; l'accueil qu'elles daignèrent leur faire me fit naître l'idée de les soumettre à un nouvel examen, et de les livrer successivement à l'impression, sous forme de mémoires. Je commence aujourd'hui à remplir cette tâche, en donnant au public le fruit de mes observations sur les maladies cancéreuses ou présumées telles [1].

[1] Vers la fin de l'année 1821, une partie de ce travail fut envoyée à la Société de médecine de Bordeaux, qui l'honora d'une mention honorable. Quelques mois plus tard, les circonstances m'ayant offert de nouveaux faits, j'en fis part à une des Sociétés de médecine de Paris, et à celle de Toulouse : le même honneur leur fut accordé. Cet accueil de trois compagnies savantes me donne l'espoir que ces mémoires seront lus avec quelque intérêt. Une maladie cruelle dont je suis la victime depuis près de deux ans, et le peu d'instans que m'a laissés ma pratique, n'ont pu que nuire à leur rédaction. Si toutefois, tels qu'ils sont, ils deviennent de quelque utilité à la science et à l'humanité, mes vœux les plus ardens se trouveront satisfaits.

Depuis les idées récemment introduites dans les sciences médicales par des médecins italiens et français, dont le but serait de considérer toutes les maladies comme toujours dépendantes d'une irritation locale, sans affection générale primitive, il s'est élevé de nouveau, au sujet des affections cancéreuses, deux questions importantes, savoir : 1° *Les maladies de cette nature doivent-elles être uniquement considérées comme l'effet d'une irritation locale prolongée?* 2o *Sont-elles réellement susceptibles d'une guérison radicale, sans destruction de la partie affectée, et sous la seule influence des moyens antiphlogistiques appropriés?* Ces questions si souvent agitées, et dont la solution est encore un problème, intéressent essentiellement la médecine pratique, dont ces maladies font le désespoir.

Avant de passer aux faits qui me sont propres, et dont les inductions me paraissent jeter quelque clarté sur ces questions, on me permettra de faire connaître les idées des nouveaux réformateurs sur cette lésion organique, et le rapport qui existe entr'elles et les indurations, soit aiguës, soit chroniques.

Suivant l'opinion de ces médecins, le système vasculaire blanc, absorbant et exhalant, sécréteur et excréteur, joue le principal rôle dans la formation du cancer. C'est à l'irritation des vaisseaux blancs, primitive ou consécutive, qu'on doit rapporter le caractère désorganisateur qu'affectent les maladies vaguement désignées sous ce nom. Pour mieux apprécier la manière de voir des médecins physiologistes, sur cette lésion désorganisatrice, faisons connaître, en peu de mots, les opinions qu'ils professent sur les deux systèmes lymphatique et sanguin.

Loin de considérer la constitution dite *lymphatique* comme le résultat d'un affaiblissement plus ou moins manifeste de l'appareil chargé de l'élaboration des fluides blancs, ces médecins reconnaissent au contraire un accroissement de vitalité dans toutes les parties de cet appareil élaborateur [1].

Ils se rendent raison des phénomènes pathologiques que le tempérament lymphatique nous offre, en admettant que la prédominance d'action de ce système attire à lui la majeure partie

[1] Bégin, *Principes généraux de physiologie pathologique.*

des matériaux de la nutrition, et se les approprie pour les transformer en fluides blancs. Le sang, par suite, devient plus séreux, moins riche en fibrine et en matière colorante ; les vaisseaux qui le renferment, faiblement excités, et comme étouffés par la surcharge et l'excès de développement de l'appareil élaborateur de la lymphe, s'atrophient en partie, ou du moins prennent peu d'accroissement. Une mauvaise sanguification ne permettant point au système musculaire de puiser dans le sang la fibrine dont il a besoin pour réparer ses pertes, ce système se détériore. Mais comme la plupart des mouvemens, tant internes qu'externes, se trouvent exécutés par les fibres musculaires, les fonctions auxquelles celles-ci président tombent dans une espèce d'inertie, ou s'exécutent avec plus ou moins de lenteur ; tandis que les tissus naturellement privés de sang, tels que les masses cellulaires, les membranes muqueuses, séreuses, synoviales, etc., présentent au contraire un degré de vitalité et d'énergie qui sont en rapport avec le développement de l'appareil élaborateur prédominant [1].

[1] Bégin, ouvrage cité.

Des résultats opposés à ceux que nous venons rapidement d'énoncer s'observent dans la prédominance d'action du système vasculaire rouge. Chez les sujets dont le tempérament est sanguin, l'hématose acquiert en effet une telle énergie, que tout semble se transformer en sang; à peine distingue-t-on les traces de quelques vaisseaux lymphatiques.

Ces idées générales, sur les deux principaux systèmes antagonistes de l'économie vivante, devenaient nécessaires pour l'intelligence des développemens postérieurs. Nous allons chercher maintenant à faire connaître les divers modes de lésions susceptibles de donner naissance aux affections cancéreuses; elles peuvent être comprises dans les deux sources suivantes :

1° *L'induration blanche, désignée sous le nom générique de* subinflammation, *médiatement ou immédiatement suivie de l'inflammation des capillaires sanguins;*

2° *L'induration de même nature, compliquée d'une inflammation antérieure des mêmes vaisseaux capillaires rouges.*

Entrons dans quelques détails relatifs à ces divers modes d'inflammation.

1° L'action des vaisseaux blancs, trop exaltée par des agens extérieurs ou par une irritation sympathique, devient un véritable état morbide; la partie qui en est le siége se tuméfie par l'afflux trop abondant d'une lymphe coagulable. L'irritation vient-elle à persister, l'albumine que ce liquide renferme, se concrète; l'organe affecté devient dur, rénitent. Ces phénomènes peuvent se déclarer indépendamment de l'action du cœur, et sans presque offrir ni rougeur ni chaleur, du moins appréciables. C'est cet état que les médecins physiologistes désignent sous le nom de *subinflammation,* ou inflammation chronique *des vaisseaux blancs.* On cite pour exemple de ces indurations ces engorgemens indolens, dits *scrophuleux,* qui surviennent dans les glandes lymphatiques, ou sur le trajet des vaisseaux du même nom. Nous verrons plus bas ce que peuvent devenir ces engorgemens, si une phlegmasie des vaisseaux rouges vient à s'y manifester.

2° D'autres fois, au contraire, une irritation inflammatoire des vaisseaux capillaires rouges précède, et donne lieu à celles des vaisseaux blancs; l'exhalation organique, fournie par le premier de ces systèmes, pénètre dans le second, et le désordre pathologique est d'autant plus rapide, que la double phlegmasie a été plus intense. Quatre ordres différens de phénomènes peuvent être le résultat consécutif de cette double phlegmasie : 1° la disparition complète de la congestion humorale, sous l'influence des moyens médicamenteux appropriés et des efforts de la nature ; 2° un engorgement chronique plus ou moins considérable, suite d'une résolution imparfaite ; 3° une suppuration louable ; 4° enfin la désorganisation immédiate de l'organe.

Cette dernière terminaison est heureusement assez rare. Il arrive bien plus souvent que la congestion humorale se dissipe, soit complétement, soit en partie. Dans la première catégorie, l'organe affecté rentre dans ses fonctions physiologiques ; dans la seconde, l'induration qui en résulte s'oppose plus ou moins à leur libre exercice. C'est cette dernière terminaison qu'on observe fréquemment dans les parties riches en vaisseaux capillaires, comme les glandes mammaires, les testicules, etc. La difficulté d'une résolution franche paraît provenir de ce que la matière qui forme ces engorgemens a une tendance, 1° à s'organiser, 2° à unir entr'eux les tissus avec lesquels elle est en contact. Quoi qu'il en soit, ces noyaux d'engorgemens sont susceptibles de laisser l'économie dans un calme profond pendant plusieurs années consécutives, et même toute la vie; mais malheureusement il n'en est pas toujours de même. Trop souvent un nouveau travail inflammatoire, déterminé par l'irritation permanente de l'induration elle-même, ou par toute autre cause interne ou externe, vient changer leur mode de vitalité, et leur donner une nouvelle impulsion presque toujours funeste. La partie devient douloureuse; les vaisseaux sanguins contigus augmentent de volume; la phlegmasie secondaire, rencontrant les tissus dans une situation peu favorable pour la résolution et même pour une suppuration louable, les désorganise plus ou moins promptement; une série de phénomènes locaux et généraux se manifeste; l'affection cancéreuse est alors déclarée.

La subinflammation, survenue sans excitation sanguine, peut aussi, à son tour, mettre en jeu les capillaires sanguins, soit par l'excès de son développement, soit par l'irritation qu'elle détermine dans la partie qui en est le siége. La nouvelle phlegmasie, par sa complication avec la précédente, fait naître les mêmes accidens que nous venons d'énoncer; seulement ici la dégénérescence succède le plus communément d'une manière immédiate à la subinflammation : à ces causes se rattachent les éruptions dartreuses, les tumeurs scrophuleuses aiguës, certaines affections syphilitiques, etc., qui, venant tout-à-coup à s'irriter, affectent le caractère rongeant et cancéreux.

Nous voyons par là que le concours de la double phlegmasie est indispensable pour la formation de toutes les lésions désorganisatrices, et que le cancer peut être considéré comme la seconde période des altérations précitées. Il semble n'en différer que parce que, sous l'action de la phlegmasie secondaire, la matière concrète, formant la tumeur primitive, et les tissus qui la renferment, se ramollissent, deviennent lactescens et comparables à de la substance cérébrale délayée dans de l'eau. Il n'existe, à proprement parler, que cette dernière dégénérescence dans les maladies cancéreuses; toutes les autres altérations, que les progrès de l'anatomie pathologique nous ont fait connaître, peuvent s'y rattacher. Elles ne sont en effet qu'un degré plus ou moins avancé de la même lésion, ou une modification apportée par la différence du tissu affecté, par sa profondeur dans l'économie, par l'intensité de l'inflammation, par un épanchement sanguin, ou par toute autre considération, le plus souvent appréciable. C'est ainsi, par exemple, que, si l'inflammation consécutive est légère, et le tissu profondément situé, la dégénérescence s'opèrera d'une manière insensible, et du produit de cette fonte résultera une tumeur *encéphaloïde;* dans un cas inverse, un *ulcère cancéreux* pourra se manifester. S'il vient à se mêler au premier de ces produits une certaine quantité de sang, au moment où la matière albumineuse commence à s'organiser, le *fongus hématode* en sera la conséquence, etc. C'est ainsi qu'on peut se rendre raison des différences infinies qui s'observent dans les lésions de cette nature.

Tous les tissus de l'économie sont susceptibles d'affecter la dégénérescence cancéreuse, par cela même qu'il entre dans leur organisation une quantité plus ou moins grande de vaisseaux capillaires blancs et rouges. Il résulte de ce que nous venons de dire, que les tissus qui en sont les plus riches doivent s'en trouver le plus souvent atteints : c'est en effet ce que l'expérience confirme. Aussi voyons-nous fréquemment des cancers, des glandes sécrétoires, des ganglions lymphatiques du col de l'utérus, du pylore, du cardia, de l'extrémité du rectum, etc.

Malgré les modifications apportées dans le développement de cette maladie par la différence de structure des tissus, et leur conformation anatomique, on peut néanmoins admettre deux groupes généraux d'affections cancéreuses : 1° *celui des grandes masses et des ganglions ;* 2° *les maladies cancéreuses de la peau et des membranes muqueuses.* Ces deux groupes ont des caractères qui leur sont propres, et les maladies que chacun d'eux renferme offrent une marche à peu près identique. Tout en nous servant du langage de la nouvelle doctrine, traçons rapidement les phénomènes pathologiques que ces groupes présentent en particulier, sans avoir égard aux différentes nuances qui peuvent survenir. Le cancer de la glande mammaire nous servira de premier exemple, en ayant le soin de le présenter dans son plus grand degré de simplicité.

1er Exemple : *Lésion cancéreuse de la première espèce.* Après une irritation plus ou moins apparente de la mamelle, irritation qui devient le centre d'un afflux humoral d'autant plus abondant que l'irritation est plus intense, les vaisseaux lymphatiques de cette glande se distendent et augmentent de volume; la matière albumineuse que ces fluides renferment venant à se concréter, tandis que les parties les plus fluides absorbées rentrent dans le torrent de la circulation, la tumeur devient dure, rénitente, inégale. Ces phénomènes, connus sous le nom de *subinflammation,* peuvent, ainsi que nous venons de le dire, se déclarer indépendamment de l'action du cœur, et rester longtemps stationnaires. Telle est la formation de l'induration *squirrheuse*. Dans cet état, une véritable phlegmasie, favorisée par l'irritation permanente de l'induration elle-même, ou par toute autre cause physique ou morale, vient-elle à se manifester, la nouvelle inflammation, rencontrant les tissus dans une situation peu favorable pour la résolution, et pour une suppuration louable, les désorganise d'une manière progressive, et les transforme en une matière moitié liquide, d'un gris plus ou moins foncé. L'irritation douloureuse que ce travail procure se fait sentir sympathiquement dans le cœur et l'estomac; de là naissent la fréquence du pouls, la chaleur générale contre nature, l'insomnie, l'inappétence, la prostration, en un mot, tous les phénomènes qui constituent la fièvre. Malheur alors si l'art ne se hâte d'arrêter le cours de cette funeste phlegmasie! l'inflammation se communique de proche en proche au tissu dermoïde, le ramollit, et finit par l'ulcérer (1). L'ichor fé-

(1) Le développement morbide de la glande ne pouvant avoir lieu sans distendre le derme et gêner la circulation dans les vaisseaux sanguins, la peau correspondante à la tumeur devient tendue, luisante, et les vaisseaux sanguins souscutanés, gorgés de sang, apparaissent à l'intérieur. Cette pression permanente de la tumeur sur la peau, aidée par les frottemens extérieurs, suffit quelquefois pour enflammer le derme; si la phlegmasie vient à se communiquer à la glande malade, elle donne lieu aux mêmes phénomènes pathologiques énoncés; mais dans le tableau que nous traçons nous avons suivi la marche que la nature parcourt le plus souvent.

tide résultant de la liquéfaction des tissus primitivement affectés s'échappe par la solution
de continuité; les bords de celle-ci, irrités sans
cesse par la causticité de cette sanie purulente,
deviennent durs, frangés, renversés en dehors;
la surface de l'ulcération est en même temps
livide, blafarde, et offre un aspect plus ou moins
hideux. Parvenue à cette période, rarement la
maladie est purement locale; le plus souvent les
ganglions de l'aisselle, des poumons, du mésentère, etc., affectés sympathiquement par la
lésion de la glande mammaire, ou bien idio-
pathiquement par la présence d'une certaine
quantité d'ichor absorbé; ces ganglions, dis-je,
tendent à se mettre en rapport avec l'affection
locale primitive. Ces derniers symptômes, que
les anciens ont désignés sous le nom de *diathèse
cancéreuse,* détruisent insensiblement l'action
des principaux viscères de l'économie vivante.
Le malade perd le sommeil et l'appétit; la figure,
et les lèvres surtout, se crispent; la peau est
sèche et d'un jaune paille; des mouvemens
fébriles, des angoisses générales, de pénibles
alternatives de constipation et de dévoiement,
le tourmentent nuit et jour. A ces signes,

communs à toutes les affections cancéreuses, se joignent, dans celles des mamelles, une douleur sous-sternale, et assez fréquemment une toux sèche. Sous l'influence du désordre général, l'affection locale semble acquérir une nouvelle énergie : les progrès en sont quelquefois si intenses, que toute la mamelle, les muscles pectoraux, les côtes même, se trouvent détruits. Enfin l'altération permanente de la nutrition, la souffrance sympathique des principaux viscères, véritables centres de la vie, la résorption d'une partie de l'ichor cancéreux, la fièvre hectique, qui en est la conséquence, en sapant à petits coups l'édifice humain, amènent une mort inévitable, et viennent ainsi terminer une scène trop affligeante pour l'art et l'humanité.

2° Les affections cancéreuses de la seconde espèce, ou celles qui affectent la peau et les membranes muqueuses, ne diffèrent des précédentes que par leur début. Nous venons de voir que, dans celles-ci, le *tissu squirrheux* est primitif; dans celles-là, au contraire, il paraît consécutif à l'ulcération : rarement du moins avons-nous vu la peau squirrheuse avant d'avoir été ulcérée [1]. L'action du cancer est en général beaucoup plus rapide sur les membranes muqueuses que sur le tissu dermoïde, dont la densité et la structure anatomique paraissent apporter quelque obstacle à son développement.

Les altérations qui précèdent les ulcérations cancéreuses de la peau sont très-variées : tantôt c'est une verrue, une simple gerçure, un bouton vésiculeux; tantôt une affection dartreuse, vénérienne, scrophuleuse; le plus souvent, l'affection débute par une petite tumeur dure, indolente, recouverte d'une croûte grisâtre et fendillée, plate ou proéminente. La vive démangeaison qu'elle procure assez fréquemment oblige le malade à l'écorcher; la tumeur, ainsi irritée, grossit, devient livide, s'accompagne de douleurs lancinantes et aiguës, s'étend aux parties voisines, et finit enfin par former un ulcère dont la marche est d'autant plus rapide et affligeante que la lésion se trouve située plus près

[1] La plupart des pathologistes n'admettent qu'une seule marche pour le développement du cancer, dans tous les tissus de l'économie vivante; quelques faits porteraient néanmoins à croire que le tissu squirrheux est tantôt primitif et tantôt consécutif à l'ulcération cancéreuse.

d'une membrane muqueuse, ou irritée par des topiques stimulans. Jusqu'à cette période, la maladie peut être considérée comme locale ; mais si l'art ne vient point arrêter la marche de cet ulcère désorganisateur, tous les phénomènes généraux, que nous venons d'énoncer, se déclarent à une période plus ou moins éloignée, et une terminaison aussi funeste peut en être la conséquence.

Entrer dans de plus amples détails sur la marche et la nature des affections cancéreuses, considérées d'une manière générale, ce serait vouloir dépasser les bornes qu'on doit se prescrire dans une simple préface, et répéter ce que renferment plusieurs ouvrages, auxquels ont donné naissance les progrès rapides de la médecine physiologique et de l'anatomie pathologique.

Du tableau raccourci que nous venons d'esquisser, on peut en déduire les propositions suivantes, qui nous paraissent renfermer les idées des nouveaux réformateurs, non-seulement sur toutes les lésions susceptibles d'affecter le caractère désorganisateur, mais encore sur la plupart des altérations organiques.

Les irritans extérieurs ou intérieurs, locaux ou sympathiques, sont les causes premières des inflammations franches et des subinflammations.

Ces deux modifications vitales peuvent se mettre réciproquement en jeu, et être, pour ainsi dire, mères et filles les unes des autres.

Les altérations et les dégénérescences, que l'anatomie pathologique nous a fait connaître, proviennent toutes d'une inflammation antérieure.

Ce que l'on désigne sous le nom de squirrhe n'est qu'une induration chronique, suite de l'exhalation et du séjour d'une matière concrescible dans les capillaires blancs et rouges de la partie affectée.

La difficulté de la résolution de cette matière provient de sa tendance à s'organiser, et à unir entr'eux les tissus qui la renferment.

La dégénérescence cancéreuse n'est que la seconde période des altérations organiques qui ont pour berceau le système vasculaire blanc; mais elle entraîne l'idée d'une irritation simultanée ou consécutive des capillaires rouges. On peut la définir une *inflammation mixte ou lymphatico-sanguine, désorganisatrice, in-coërcible, se répétant par propagation dans une partie voisine de son siége primitif, ou par imitation dans un organe plus ou moins éloigné, mais jouissant d'une organisation analogue à la partie primitivement affectée. La matière cérébriforme, les ulcères carcinomateux, le sarcome médullaire, etc., etc., ne sont que des modifications de cette dégénérescence apportées par la partie lésée, la différence des tissus affectés, le mode d'inflammation, etc.*

Le caractère désorganisateur propre à cette lésion paraît provenir de la complication de l'inflammation avec la subimflammation, complication qui s'oppose à la résolution, ou à une suppuration louable.

Tous les tissus de l'économie sont susceptibles de contracter la dégénérescence cancéreuse, parce que tous présentent plus ou moins de vaisseaux capillaires blancs et rouges; mais les parties qui en sont les plus riches s'y trouvent les plus exposées.

Telle est en abrégé la théorie des médecins physiologistes sur les maladies qui vont nous

occuper. Cette théorie est séduisante, ingé-
nieuse, facile à saisir, et dégagée de toute idée
vague et hypothétique dont leur nature se
trouve depuis si long-temps obscurcie. Avec
son secours on se rend raison de la plupart des
phénomènes pathologiques que ces maladies
nous offrent, tout en détruisant ce fatalisme
funeste attaché à ces sortes de lésions. De toutes
les théories émises jusqu'à ce jour, convenons,
que celle-ci est la plus vraisemblable, et que, si
elle n'a point tout l'ascendant de la vérité, elle
mérite du moins de fixer l'attention des médecins praticiens. Ces idées théoriques sur les maladies cancéreuses sont loin d'être modernes ;
elles avaient été entrevues par plusieurs anciens
médecins, mais personne ne les a mieux dé-
veloppées que l'immortel auteur des *Phlegmasies chroniques,* qui, sous ce rapport, peut en
être considéré comme le véritable inventeur.
Nous verrons, dans le cours de notre travail,
jusqu'à quel point cette théorie se trouve con-
firmée par l'expérience.

D'après ce que nous venons de dire, il est
évident que la cure radicale des affections cancéreuses, dans les deux premières périodes de

leur développement, dut se présenter à l'esprit des nouveaux physiologistes. Cette induction découle naturellement des principes qu'ils ont émis, et n'en est même qu'une conséquence rigoureuse. Un grand nombre d'essais ont été tentés à ce sujet avec toute l'ardeur et la persévérance qu'on était en droit d'attendre de leur part; il s'en faut cependant beaucoup qu'ils aient toujours répondu à leurs espérances. Les cures obtenues ont été préconisées avec emphase dans les ouvrages périodiques, tandis que les cas où l'on a échoué ont presque toujours été passés sous silence. Une telle conduite, loin de mener sur le sentier de la vérité, ne peut servir qu'à égarer les médecins philanthropes qui la cherchent de bonne foi. Nous ne pensons point que nos lecteurs puissent nous adresser ce reproche, dont un petit nombre de partisans de la nouvelle doctrine ont su se mettre à couvert. C'est avec la même franchise que nous rapportons les faits heureux ou malheureux qui se sont offerts à notre observation. Si les réflexions pratiques qu'on peut en retirer ne sont point entièrement satisfaisantes, l'exposé de ces faits servira du moins de guide à de nouveaux expérimentateurs.

Au nombre des médecins français distingués qui ont embrassé la nouvelle doctrine, nous citerons un ancien élève de l'école de Paris, dont les talens précoces et une instruction médicale solide annonçaient alors la brillante carrière qu'il était destiné à parcourir; nous voulons parler de l'auteur des *Lettres anatomico-pathologiques sur l'encéphale et ses dépendances*, lettres qui l'ont placé au rang des plus grands observateurs. Nommé, jeune encore, à la chaire de pathologie d'une école rivale, le nouveau professeur, convaincu de la pureté des doctrines physiologiques, vint faire entendre pour la première fois dans cette chaire un langage nouveau, en cherchant à étayer ses idées sur les faits nombreux qui s'offrent journellement à sa clinique. Elève alors de cette école, nous ne connaissions la nouvelle doctrine que par la voie de quelques journaux, et les éloges exagérés qu'en faisaient les élèves de retour de la capitale. Ni les uns ni les autres ne pouvaient servir de règle à notre conduite. Nous savions, par l'exemple des temps passés, combien il est aisé de se laisser séduire par le charme de la nouveauté. Une masse imposante de faits exacts, observés par nous-même, était seule capable de nous convaincre. L'occasion était favorable, nous la saisîmes avec empressement. Nous suivîmes les cliniques du nouveau professeur, et nous notâmes avec soin tous les cas de maladies dont le traitement différait essentiellement de celui de nos anciens maîtres. Ce travail devenait d'autant plus facile, que nous nous trouvions chargé d'une partie des travaux cliniques. La thérapeutique mise en usage contre certaines lésions considérées comme cancéreuses, ou susceptibles de le devenir, fixa surtout notre attention. Telle a été la première source du recueil d'observations que nous livrons au public. Depuis lors, la fréquentation des hôpitaux de la capitale, et notre pratique particulière, nous ont mis à même d'en augmenter assez le nombre pour faire pressentir notre opinion sur des questions importantes de médecine pratique [1]. Nous nous gardons cependant de nous

[1] Quelques mois après l'envoi d'une partie de ce travail à la Société de médecine de Bordeaux, nous apprîmes que les observations recueillies à l'Hôtel-Dieu-Saint-Eloi de Mont-

déclarer formellement ni pour, ni contre les nouvelles idées, laissant chacun libre de réfléchir sur les histoires particulières, et d'en tirer les inductions les plus convenables.

La lecture des faits médicaux, lorsque surtout on les rapporte avec quelques détails, devient si fatigante pour les lecteurs, que nous avons cru devoir diviser notre travail sur le cancer en deux mémoires distincts : le premier renfermera toutes les histoires particulières des lésions cancéreuses, ou susceptibles d'être présumées telles, de l'estomac, de l'utérus, du système dermoïde, et la glande mammaire, que nous avons été à portée de recueillir; le second

pellier venaient de faire le sujet d'un acte inaugural. Celui qui l'avait soutenu, jeune médecin plein de mérite, partageait avec nous les travaux cliniques. Plusieurs de ces faits furent recueillis de concert, il devait nécessairement en résulter une identité plus ou moins parfaite dans leur exposé historique : c'est en effet ce qui a eu lieu, à quelques exceptions près. Cette circonstance devient une garantie de plus pour le public. Nous avons même vu avec plaisir que M. *Maréchal*, auteur de cette dissertation, avait mis à profit les faits de cette nature, que nous avions précédemment publiés. Quant aux inductions que chacun de nous a cru devoir en tirer, elles diffèrent sous plusieurs rapports.

comprendra celles des glandes sécrétoires, des ganglions lymphatiques, etc.

Chaque mémoire se trouvera subdivisé en autant de sections que nous aurons à rapporter de lésions d'organes différens. A la fin de chaque section, qui réunira une série plus ou moins considérable de faits analogues, nous nous permettrons quelques réflexions propres à faire connaître ce que chacun de ces faits offre de plus important sous le rapport du diagnostic et de la thérapeutique, et à signaler les points de doctrine qu'ils tendent à établir. Un résumé général de nos réflexions, suivi d'un aperçu sur la méthode antiphlogistique, nous mettront à même d'apprécier le cas où cette méthode de traitement pourra être mise en usage avec espérance de succès, et ceux où il serait à craindre qu'elle devînt nuisible. Ces considérations termineront le second mémoire, dont la publication suivra de près notre premier.

Comme notre principal but, dans le cours de ce travail clinique, est de faire connaître les avantages et les inconvéniens qui peuvent résulter de l'emploi des moyens antiphlogisti-

ques, et principalement les évacuations sanguines locales, il deviendrait superflu de relater
les faits qui n'ont point de rapport avec cette
méthode thérapeutique; aussi nous en abstien-
drons-nous, à moins d'y être déterminé par
quelque motif puissant.

Si ces premiers travaux sont favorablement
accueillis, nous passerons successivement en
revue les principales lésions organiques contre
lesquelles le traitement antiphlogistique a été
mis en usage, en ayant soin de prendre toujours pour guide la seule observation ; car,
comme l'observe fort bien le chancelier Ba-
con [1], « Les faits sont toujours la vérification
» d'un principe. En matière d'arts et de con-
» naissances naturelles, il n'y a d'axiomes vrais
» que ceux qui sont fondés sur l'expérience. »

Comme notre pratique serait insuffisante
pour remplir promptement un tel engage-
ment, nous recevrons avec plaisir et reconnaissance tous les faits, renseignemens et ob-
jections qui nous seront fournis par nos con-

_____

[1] *Analyse de la Philosophie*, tome 1.

frères. S'ils daignent répondre à notre appel, le troisième mémoire, dans lequel nous nous proposons de traiter des affections tuberculeuses des poumons, ne tardera point à paraître.

PREMIER MÉMOIRE.

OBSERVATIONS

MÉDICO-CHIRURGICALES

SUR QUELQUES LÉSIONS CANCÉREUSES,

OU

SUSCEPTIBLES D'ÊTRE PRÉSUMÉES TELLES.

§ Ier.

Lésion de l'estomac.

Nº I.

TRENTE-CINQ ANS, *tempérament sanguin ; affection de l'estomac, offrant la plupart des symptômes propres au squirrhe du pylore, survenue à la suite d'une suppression hémorroïdale ; guérison du malade.*

M. D., jardinier, âgé de trente-cinq ans, d'une stature moyenne, d'une complexion athlétique, habitué aux liqueurs fermentées, fut sujet dans sa jeunesse à de fréquentes hémorragies nasales, auxquelles succédèrent, vers l'âge de vingt-deux ans, un flux hémorroïdal abondant; à trente, celui-ci disparaît, sans qu'il en connaisse la cause : dès cet instant, la santé de M. D., jusqu'alors florissante, commence à s'altérer. Il est sujet à une somnolence presque continuelle, à une perte d'appétit, à des angoisses générales. Cet état persiste pendant environ deux ans, sans réclamer les secours de l'art. Cependant ses digestions deviennent de plus en plus lentes et difficiles; une espèce de chatouillement se fait ressentir dans la région épigastrique; c'est surtout ce qui a lieu dans les momens de vacuité de l'estomac : cette sensation se trouve remplacée plus tard par un sentiment de pesanteur et d'une chaleur incommodes. Un ancien chirurgien est alors consulté : il regarde la maladie comme une *affection gastrique, avec amas de bile dépravée dans les premières voies* [1]. D'après cette idée, des vomitifs et des purgatifs salins sont plusieurs fois administrés, et procurent un soulagement momentané; mais, au bout de quelques semaines, les mêmes symptômes se renouvellent; on les combat avec les mêmes armes, ce qui cette fois ne fait qu'aggraver le mal, loin de le diminuer. Les douleurs de l'épigastre sont plus vives, le vin et les autres liqueurs fermentées sont rejetés; des vomituritions fréquentes se manifestent, surtout le matin avant de prendre de

[1] Ce sont ses propres expressions.

nourriture; les matières vomies sont glaireuses et filantes. En l'absence du chirurgien ordinaire, celui qui le remplace a recours à une méthode thérapeutique, moitié antiphlogistique et moitié excitante : aucun soulagement n'en ayant été le résultat, M. D. congédie ce nouveau médecin, et s'adresse à un charlatan trop fameux dans la capitale, qui le met à l'usage journalier des purgatifs drastiques. Sous l'influence de cette médication énergique, la maladie fait des progrès de plus en plus alarmans ; enfin après un mois consécutif de l'usage de ces derniers moyens, M. D. nous fait appeler : voici l'état dans lequel nous le trouvâmes, le 3 septembre 1822, jour de notre première visite.

Moral très-affecté, provenant de l'idée où il est que sa maladie est incurable; propension à tomber dans l'assoupissement; langue épaisse; appétit nul; douleurs vives à l'épigastre, s'étendant jusqu'à la partie correspondante de la région dorsale; ces deux régions paraissent comme serrées par une *barre*, pour nous servir de l'expression du malade. Peu de temps après l'ingestion des substances alimentaires, l'estomac fait éprouver une chaleur insupportable, qui provoque le plus souvent leur expulsion : ces matières sortent alors sans être altérées ; mais si ce vomissement ne survient que quelques heures après leur ingestion, ou le surlendemain, elles se trouvent délayées dans un liquide brunâtre, d'une consistance de bouillie. L'impression de saveur que ces matières laissent dans la bouche est tantôt aigre, et tantôt d'une amertume plus ou moins grande. A ces symptômes se joignent une excrétion alvine analogue à celle des enfans en bas âge, des borborygmes, des renvois fréquens parfois purement acides, et dans d'autres cas acides et fétides en même temps; enfin un espèce de picotement pénible correspondant à la partie supérieure du larynx, lequel provoque une expectoration abondante de matières glaireuses. La région épigastrique explorée, nous fait reconnaître vers l'endroit du pylore une tumeur manifeste au toucher : nous la jugeons du volume d'une très-grosse noix, abstraction faite des parois abdominales. Nous n'osons cependant point certifier que ce fût une véritable tumeur du pylore ; seulement l'endroit où elle était placée, la sensation qu'elle nous fit éprouver pendant notre examen, et surtout les symptômes locaux et généraux ci-dessus énoncés, nous portèrent à embrasser cette opinion comme la plus vraisemblable.

Nous commençons par calmer le moral de M. D., en lui promettant un soulagement prochain, s'il veut se décider à suivre avec persévérance nos conseils; ce à quoi il s'engage. Une apparence de santé, à n'en juger que par son extérieur, son tempérament éminemment sanguin, l'état de somnolence, la force de ses pulsations artérielles, la vive irritation de la région épigastrique, etc., nous portent à lui faire la prescription suivante, la regardant comme la plus rationnelle :

Saignée de deux palettes; application de douze sangsues sur la région épigastrique immédiatement après; cataplasme de farine de graine de lin, à la chute des sangsues, renouvelé toutes les quatre heures; décoction légère d'orge perlé, édulcorée avec le sirop de gomme, pour boisson et pour toute nourriture.

Le lendemain, 4 septembre, soulagement sensible. L'état de notre propre santé ne nous permettant point de voir régulièrement ce malade, nous le confions à un médecin qui se trouvait auprès de nous, avec ordre de lui faire appliquer localement un égal nombre de sangsues tous les trois ou quatre jours, et de le tenir à un régime rigoureux. Quelques bouillons légers, et du petit-lait coupé avec de la décoction d'orge, furent les seules substances qui lui furent permises.

Le 20 septembre, dix-septième jour de l'emploi de ce traitement, et de la quatrième évacuation sanguine locale, nous trouvâmes la région épigastrique peu douloureuse à la pression, les excrétions alvines presque naturelles, les vomissemens peu fréquens. Le malade, loin de se trouver fatigué du régime rigoureux et de ces évacuations sanguines réitérées, nous dit éprouver un bien-être qu'il avait perdu depuis long-temps : sa situation, en un mot,

3

est tellement changée, qu'il ne désespère plus de sa guérison radicale.

La piqûre des dernières sangsues ayant déterminé localement des petits phlegmons, nous les prescrivons à l'anus pour le lendemain : nous y fûmes d'autant plus portés, qu'un rapport manifeste paraissait exister entre l'apparition de la maladie de M. D. et la disparition de ses hémorroïdes. Nous ordonnâmes dans le même but des fumigations de siége, des lavemens émolliens journaliers; de plus, des lotions émollientes tiédes sur l'endroit des phlegmons, suivies de cataplasmes de même nature; même régime.

Le 23, nouvelle application de sangsues à l'anus.

Le 26, plus de vomissemens; douleurs de l'épigastre nulles; selles naturelles. Les rapports, les borborygmes, le picotement incommode du larynx, dont j'ai parlé plus haut, n'existent déjà plus : nous n'observons cependant point la moindre diminution dans le volume de la tumeur présumée pylorique.

Le 28, quinze sangsues à l'endroit correspondant du pylore; potion nitrée et acidulée avec le sirop de limon; mêmes fumigations de siége; même régime; bains généraux journaliers, à dater du lendemain.

Au commencement d'octobre, nous croyons observer une diminution notable dans le volume de la tumeur; à cet accident près, tous les autres symptômes locaux et généraux se trouvent complément calmés. Le malade réclame avec instance une nourriture plus substantielle, surtout la permission de boire un peu de vin, dont la privation lui est très-sensible. Nous ne jugeons point à propos de condescendre à sa volonté sous ce dernier rapport; mais nous lui permettons de prendre quelques alimens choisis dans la classe des végétaux.

Etant nous-même tombé grièvement malade, vers la mi-octobre, nous restâmes quinze jours sans voir cet individu : M. D., se regardant comme guéri, suspend tout traitement, et reprend sans autre précaution son régime de vie ordinaire. La plupart des accidens ne tardent point à se renouveler; il se hâte de venir nous en faire part. Avant d'avoir recours aux évacuations sanguines locales, nous croyons une saignée générale nécessaire, la force de son pouls paraissant la réclamer. Nous devons à la vérité de dire que cette saignée devint très-préjudiciable à ce malade, et qu'elle parut donner une nouvelle énergie aux symptômes locaux et généraux. Cependant les moyens purement hygiéniques, que nous avons énoncés plus haut, ne tardèrent point à calmer ces accidens; ce qui nous permit d'en venir plus tard à des effusions sanguines locales réitérées; et cela, avec une amélioration de plus en plus remarquable. La convalescence de ce malade fut parfaite vers la fin de décembre, et sa guérison ne s'est point démentie jusqu'à ce jour. L'épigastre n'offre plus aujourd'hui la moindre trace de tumeur, ni aucun autre phénomène extraordinaire ; mais ce dernier symptôme ne s'est dissipé qu'avec beaucoup de lenteur , lorsque seulement ses hémorroïdes recommencèrent à couler ; ce qui n'eut lieu qu'au commencement du printemps dernier. Il est bon de faire observer que, depuis sa rechute, qui lui a servi de leçon, M. D. exclut de sa table les viandes trop animalisées , et qu'il choisit ses autres mets parmi les substances végétales de digestion facile ; il se prive également de boire du vin pur. Nous ne doutons point que, s'il continue à suivre ce régime, ses affections n'aient disparu pour toujours.

Nous évaluons à deux cent cinquante le nombre de sangsues employées pendant le cours de ces deux traitemens ; et dans la plupart des cas on les laissait couler à volonté. Il est difficile de concevoir qu'en prenant si peu de substances nutritives on puisse supporter sans inconvénient des évacuations sanguines aussi considérables et si souvent renouvelées ; l'hématose paraissait acquérir chez cet individu un degré d'énergie d'autant plus grand qu'on lui soustrayait une certaine quantité de sang (1).

(1) Pour mettre nos lecteurs à même de mieux juger, nous avons cru devoir rapporter les principales observations avec des détails circonstanciés , qui paraîtront peut-être minutieux : les motifs qui les ont dictés nous serviront d'excuse.

Nº II.

*Quarante-sept ans ; tempérament nervoso-san-
guin, irritable ; affection présumée de l'estomac,
avec tumeur correspondante à la région pylorique,
survenue chez une dame peu de mois après la
disparition menstruelle : cessation de la plupart
des accidens.*

Madame C..., âgée de quarante-sept ans, d'une
constitution nervoso-sanguine, susceptible d'être
excitée par des impressions vives et permanentes,
se trouve atteinte, à la suite de violens chagrins,
d'un pervertissement dans les actes de la digestion,
accompagné de pesanteur et de douleurs passagères
de la région épigastrique, qui s'étendent jusqu'à
la partie postérieure du tronc. Des aigreurs, provo-
quées presque instantanément par l'usage du vin,
ou par l'ingestion des substances animales, fati-
guent en outre cette dame : cet état pathologique
persiste pendant quelque temps, au bout duquel
il paraît naturellement se calmer, pour se réveiller
plus tard à la moindre cause d'excitation ; ce qui
forme une sorte d'intermittence de bien-être et de
souffrance. Pendant la période de calme, cette
dame semble recouvrer sa santé, du moins en apparence. Au commencement de décembre 1822,
après cinq mois d'une santé assez bonne, les symptômes ci-dessus énoncés reparaissent avec une nou-

velle énergie; les douleurs épigastriques sont plus aiguës, et s'étendent le long du rachis; des vomissemens fréquens, des rapports fétides et âcres en même temps, le ballonnement du ventre, ne tardent point à se manifester. Les nuits sont agitées; l'embonpoint qu'elle avait acquis se dissipe. C'est alors que cette dame se présente à nous, le 8 janvier 1823. Aux symptômes que nous venons d'énoncer se joignaient les suivans :

Teint pâle, exprimant la douleur; lèvres décolorées et ridées; yeux ternes; pouls petit et concentré; langue rouge sur les bords; sécheresse de la peau; tumeur considérable vers l'endroit correspondant au pylore, mais dont nous ne pouvons circonscrire la base. Cette tumeur, très-sensible à la pression, se trouve assez volumineuse pour soulever la paroi abdominale. Cette dame rapporte sa position présente à la cessation de ses règles, qui n'avaient point paru depuis trois mois.

Nous n'entrerons point dans les détails de nos prescriptions, crainte de fatiguer nos lecteurs; il nous suffira de dire que l'emploi méthodique des évacuations sanguines locales, des bains généraux, des boissons gommeuses légèrement aromatisées, des cataplasmes émolliens, etc.; procurèrent un grand soulagement. Lorsque l'irritation gastrique et celle de la tumeur nous parurent calmées, nous en vînmes à l'usage de l'eau minérale gazeuse, des frictions sur la paroi abdominale avec un liniment volatil camphré, etc. Ces moyens firent cesser tous les accidens sympathiques; mais il existe un reste d'engorgement, que rend douloureux une pression un peu forte, et dont nous n'avons pu parvenir à procurer la résolution. Aucun accident n'est survenu depuis cette époque; il est cependant à craindre que ce noyau d'engorgement ne devienne plus tard funeste à la malade, si elle ne continue point à suivre le régime hygiénique que nous lui avons prescrit.

N° III.

Cinquante-six ans; tempérament nervoso-sanguin; lésion présumée de l'estomac, de nature suspecte, offrant les symptômes les plus alarmans; guérison du moins apparente.

M. G., ancien officier retraité, âgé de cinquante-six ans, d'un tempérament mixte, désigné sous le nom de nervoso-sanguin, d'une constitution d'ailleurs délicate, devint sujet dans sa jeunesse à des vomissemens opiniâtres qui disparurent vers l'âge de 24 ans. En 1805 ou 6, il se déclara chez lui une affection rhumatismale, suite de ses campagnes, contre laquelle on mit en usage, pendant plusieurs années consécutives, une foule de remèdes, tant internes qu'externes. Vers l'année 1817, M. G. commença à se plaindre d'un malaise correspondant à la région épigastrique, et d'une grande difficulté à digérer : les substances alimentaires que naguère il appélait le mieux, lui paraissent désagréables ; cet état persiste long-temps, sans offrir d'autres phénomènes remarquables. Deux années plus tard, l'estomac devient le siége d'un sentiment de chaleur, assez fréquemment suivi de douleurs aiguës ; c'est surtout ce qui arrive au moment de l'ingestion des alimens ; les douleurs se font d'autant moins sentir, qu'on s'éloigne de cette dernière époque. Le malade rend fréquemment par la bouche une grande quantité de gaz fétides, comparables à ceux qui sortent de l'anus. Des boissons adoucissantes, un régime lacté, prescrits par un médecin prudent, ramènent le calme dans sa constitution, et permettent d'en venir plus tard à des alimens plus nutritifs. M. G. éloigne cependant tous ceux que l'expérience avait indiqué lui devenir nuisibles. C'est ainsi qu'avec beaucoup de ménagemens il arrive jusqu'au mois d'avril 1822. S'étant exposé à cette époque à un courant d'air froid, il est tout-à-coup saisi par un frisson violent, auquel succède une réaction non moins vive. Appelé le lendemain pour lui donner nos soins, nous le trouvons avec tous les symptômes d'une pneumonie intense, que nous sommes assez heureux de conduire à une bonne terminaison, par l'emploi méthodique des évacuations sanguines, secondées de boissons mucilagineuses, de juleps béchiques et des autres moyens connus de tous les médecins. Mais vers la fin de la convalescence, les symptômes de l'affection de l'estomac, depuis long-temps assoupis, se réveillent avec une nouvelle énergie; le gaster ne peut plus supporter le moindre aliment, sans donner lieu à des douleurs brûlantes; des rapports fétides, des borborygmes fréquens, le ballonnement du ventre, une constipation opiniâtre, viennent augmenter les souffrances du malade. Il maigrit, ses forces s'épuisent; toute l'habitude de son corps présente une pâleur funeste; malgré cet appareil alarmant, le vomissement ne se déclare que très-rarement. La région abdominale, explorée avec soin, ne nous offre rien de remarquable, le météorisme et la douleur de l'épigastre exceptés.

Vers la fin de la convalescence de la pneumonie de M. G., les intérêts de ma santé me forcèrent de garder ma chambre. Le docteur Mabille, jeune médecin de mérite, qui me remplace, craignant de voir le malade succomber entre ses mains, provoque une consultation pour se mettre à l'abri de la critique : elle a pour résultat d'annoncer aux parens une mort inévitable et assez prochaine. Le malade n'ignore point lui-même la gravité de son mal, et semble voir arriver avec une résignation héroïque le moment fatal qui doit mettre un terme à ses souffrances. Tel était son état, lorsqu'il nous fait prier de lui faire connaître dans un écrit détaillé les moyens que nous regardions comme les plus propres à lui procurer quelque soulagement. Après

nous être concerté à ce sujet avec le docteur Mabille, voici quelle fut notre réponse. Nous la tran-
scrivons littéralement :

« Votre état, lui dis-je, ne nous permet guère de
» nous aider des secours fournis par la matière mé-
» dicale; vous êtes dans ce moment comme un en-
» fant à la mamelle, que l'on doit ménager. C'est
» donc principalement dans le régime et dans l'hy-
» giène en général que vous devez puiser *les moyens*
» *propres à vous procurer quelque soulagement,*
» et peut-être même à rétablir complétement votre
» santé, ainsi que j'ai tout lieu de l'espérer.

» Votre régime alimentaire doit être des plus
» doux, afin de s'adapter à vos forces digestives;
» car c'est ce que l'on digère qui répare, et non ce
» que l'on mange. Parmi les substances nutritives,
» choisissez celles qui sont les plus adoucissantes ;
» elles rempliront le rôle de topiques sur la mu-
» queuse de votre estomac : à cet effet, prenez matin
» et soir une petite tasse de lait d'ânesse, sortant du
» pis de l'animal; faites usage dans le reste du jour
» du lait ordinaire écrémé et coupé avec une décoc-
» tion d'orge perlé. Cet aliment vous convient d'au-
» tant mieux que votre estomac le digère très-bien :
» je vous conseille sous ce rapport d'en faire votre
» principale nourriture. Les jaunes d'œufs frais dé-
» layés dans un peu de bouillon très-léger, le
» lait-de-poule, les crêmes et les gelées adoucis-
» santes, le suc des limaçons écrasés, les pommes-

» de-reinettes cuites, etc., peuvent aussi vous conve-
» nir. Vous en viendrez plus tard aux substances
» féculacées, comme le riz, le vermicelle, la se-
» mouille, le gruau, le salep, etc.; à certaines plantes
» potagères, comme la laitue cuite, la bette, les épi-
» nards, le pourpier, la carotte. Quelques auteurs
» attribuent à la racine de ce dernier végétal une
» propriété spécifique contre l'affection dont vous
» êtes atteint. Quant à moi, je pense qu'elle n'a pas
» plus de vertus que les autres plantes prises dans
» la même classe : ayant cependant égard à l'opinion
» de ces auteurs, vous pouvez y insister de préfé-
» rence. Lorsque votre estomac digérera sans effort
» les substances précitées, vous passerez insensi-
» blement à des alimens plus solides, pris dans la
» classe du règne animal; mais faites cette transi-
» tion avec beaucoup de ménagement. La viande
» des jeunes animaux, celle des poulets et des pe-
» tits oiseaux, sont, avec les fruits, les seules con-
» venables. Vous ne mangerez que le blanc des
» volailles; ces viandes devront être rôties, ou cuites
» dans très-peu d'eau : je vous recommande, lors-
» que vous en serez là, de faire préparer tous vos
» alimens d'une manière aussi simple que possible :
» tout assaisonnement ne pourrait que vous devenir
» préjudiciable.

» Faites usage, pour tisane, d'eau panée, d'une
» décoction d'orge, ou de toute autre analogue : dans
» tous les cas, on édulcorera votre boisson avec du

» sirop de gomme et un peu de feuilles d'oranger.

» L'eau rougie sera préférable plus tard.

» Recouvrez l'extérieur de votre corps de flanelle,
» dans l'intention de favoriser la transpiration cu-
» tanée, fonction très-importante.

» L'air de votre chambre doit avoir une tempé-
» rature moyenne ; les deux extrêmes vous seraient
» également nuisibles.

» Telles sont les ressources que l'hygiène vous
» fournit : je les ai citées de préférence aux moyens
» pris dans la matière médicale ; ces derniers peu-
» vent cependant devenir d'un grand secours. Voici
» ceux que je regarde momentanément comme les
» plus propres à concourir à ce but.

1° Vous prendrez matin et soir une des pilules
suivantes, et, après l'avoir avalée, vous boirez par-
dessus un demi-verre de tisane, afin d'en faciliter la
solution.

Extract. gom. d'opium.	grains iij.
Id. de ciguë.	grains vj.
Gomme arab. en poudre.	
Savon médicinal.	$\tilde{a}\tilde{a}$ ʒ ß.
Beurre de Cacao, q. s.	

Mêlez très-exactement, et divisez cette masse en
vingt-quatre pilules. Vous en augmenterez insensiblement la dose.

2° Matin et soir appliquez sur la région épigastrique un cataplasme de farine de graine de lin,

fait avec une décoction de feuilles de morelle et de
ciguë.

3o Faites journellement usage de lavemens composés avec une décoction de son, ou de racines de
guimauve ; si la constipation persiste, ajoutez dans
chaque lavement deux cuillerées d'huile d'olives ordinaire. Si vous venez à éprouver quelques douleurs
sur le trajet que parcourent les gros intestins, ajoutez dans votre lavement de quatre à huit gouttes
de laudanum.

4o Tous les cinq ou six jours, à dater de demain,
vous appliquerez quatre ou cinq sangsues sur l'endroit douloureux de l'estomac : vous ne laisserez
couler le sang que quelques heures.

5° Enfin, je serais d'avis que vous ouvrissiez un
exutoire à un des bras; dans le temps, vous vous
êtes assez bien trouvé de ce moyen. Vous entre-
tiendrez la suppuration, en le pansant matin et soir
avec de la pommade de garou, de préférence à celle
faite avec les mouches cantharides, qui serait peut-
être trop irritante pour vous (1).

» Ces moyens médicamenteux devront au reste
» varier suivant les cas qui pourront se présenter,

(1) On me blâmera peut-être d'être entré dans de si longs
détails pour satisfaire un individu condamné à une mort inévitable ; mais ces détails ayant été donnés pour des raisons
qu'il est inutile de développer ici, et les résultats en ayant
été heureux , nous avons cru devoir les rapporter.

» et dont il me sera rendu compte par le médecin
» qui a la bonté de vous voir à mon lieu et place. »

Paris, ce 20 mai 1822.

M. G. suit strictement nos conseils, et, à notre grande surprise, et surtout à notre satisfaction, sa santé au bout de trois mois redevint aussi bonne que par le passé. A la fin d'août, les symptômes locaux et généraux, que nous avons énoncés dans le narré historique, s'étaient complétement dissipés, et toutes ses fonctions vitales et organiques s'exécutaient suivant les lois de la nature. Nous dirons même que M. G., sous l'influence de ce régime hygiénique et de nos conseils médicaux, acquit un certain embonpoint, dont il était privé avant sa rechute. Il continua quatre mois encore de vivre avec la plus grande sobriété, et ne passa à l'usage des substances alimentaires animales qu'avec la plus grande précaution. Il remplit aujourd'hui un emploi dans une administration supérieure, qui l'occupe plusieurs heures par jour, sans éprouver aucun dérangement.

N° IV.

Quarante-neuf ans; tempérament lymphatico-sanguin; cancer volumineux de la surface extérieure de l'estomac, démontré par l'autopsie, la malade ayant succombé à une attaque d'apoplexie.

Dans une des salles de l'Hôtel-Dieu de Paris, clinique de M. Petit, fut reçue dans le mois d'août

1820, une femme, âgée de quarante-neuf ans, d'un
tempérament lymphatico-sanguin, qui nous offrit
les symptômes suivans : injection des vaisseaux de la
face; pouls fébrile; tumeur volumineuse et douloureuse dans l'hypocondre gauche; fluctuation abdominale manifeste; infiltration des extrémités. Inter-
rogée sur la cause de ces accidens, nous apprîmes
qu'à la suite d'une vive affection morale ses règles
s'étaient subitement supprimées, et qu'elle avait
été prise dès cet instant d'un dévoiement qui n'a-
vait point cessé depuis. Elle devint en même
temps sujette à des vomissemens de sang accompagnés de douleurs épigastriques; ces derniers accidens se dissipent au bout de quelque temps, et se
trouvent remplacés par une digestion pénible, des
rapports fétides, le ballonnement du ventre, l'infiltration des extrémités inférieures, etc. Peu de jours
après son entrée dans la maison, effrayée pendant
la nuit par une maniaque en fureur, qui causa un
grand désordre dans la salle, nous la trouvâmes le
lendemain avec une hémiplégie du côté gauche, résultat d'une attaque d'apoplexie qui était survenue,
et à laquelle elle succomba peu de jours après.

*Autopsie faite soixante-douze heures après sa
mort.* Surface extérieure du corps très-distendue
par l'accumulation, dans le tissu cellulaire, d'une
grande quantité de sérosité. Le crâne ouvert présenta la dure-mère et les autres membranes du cerveau légèrement injectés; dans la partie moyenne

et antérieure du corps canelé droit, on trouva une désorganisation de la propre substance de ce vis-cère : celui-ci se trouvait réduit en bouillie rou-geâtre dans un espace de la largeur d'un écu de trois livres. On ne rencontra point d'épanchement sanguin, ainsi qu'on avait lieu de le croire ; le reste du cerveau était sain.

Abdomen. Sérosité lactescente, abondante dans la cavité péritoniale ; épiploon épaissi ; plusieurs tumeurs volumineuses sur la surface extérieure de l'estomac, du côté de la petite courbure, dont quel-ques-unes sont ulcérées et désorganisées ; les autres offrent la couleur et la consistance du lard ; pylore sain. L'intérieur de l'estomac renferme une certaine quantité d'une bouillie brunâtre, d'une fétidité ex-trême : dernière circonstance qui s'oppose à de nouvelles recherches cadavériques.

En réfléchissant sur la marche et les progrès des maladies dont nous venons de tracer l'histoire, en considérant les phénomènes pathologiques qui les ont accompagnées, en remontant à toutes les circon-stances antérieures, on ne peut douter que nous n'ayons eu à traiter dans ces divers cas une affection de l'estomac ou de ses dépendances : mais cette affec-tion se trouvait-elle de nature cancéreuse ? Cette ques-tion ne peut être résolue d'une manière positive. L'exa-men de l'organe présumé malade n'a été que médiat, et par suite peu propre à fournir un diagnostic certain.

A la vérité, l'ensemble des symptômes offerts par chacun de ces individus, donne, au premier abord, l'idée d'une lésion organique du gaster, de nature cancéreuse. Après avoir cependant réfléchi sur chacun de ces faits en particulier, l'esprit a de la peine à admettre une semblable opinion : parcourons en effet ces divers cas pathologiques.

La première observation offre un individu dans la force de l'âge, d'un tempérament sanguin, forcé par état à rester habituellement penché, et très-adonné aux boissons fermentées. Une hémorragie périodique le débarrasse dans sa jeunesse de cette surcharge de fluide sanguin, et entretient chez lui la santé pendant une longue période. Mais, à trente ans, les causes irritantes susmentionnées, en agissant trop fortement sur la muqueuse gastrique, dévient ce fluide périodique salutaire, et dès lors l'estomac devient le centre d'un mouvement fluxionnaire, qu'un traitement peu méthodique ne fait qu'aggraver. Le pylore, ou une des parties circonvoisines, s'engorge, ce qui donne lieu à des accidens graves. Nous sommes enfin appelé au moment où le gaster, surirrité par un traitement incendiaire, fait éprouver au malade de vives douleurs, accompagnées d'une série de phénomènes pathologiques, résultats ordinaires des relations que le gaster affecté communique sympathiquement aux autres organes de l'économie vivante. Fondés sur les antécédens, nous avons recours à un traitement adoucissant et antiphlogis-

tique, et les accidens se calment par deux fois consécutives. Pour nous opposer à de nouvelles rechutes,
et suivre la marche que la nature nous avait précédemment tracée, nous cherchons à rappeler le flux
hémorroïdal; celui-ci se rétablit enfin, et nous
donne l'espoir d'une guérison durable. D'après ce
tableau raccourci, et dégagé de tout prestige, devons-nous être surpris des heureux résultats de la
dernière méthode de traitement mise en usage? Ce
tableau, et surtout ces résultats pratiques, ne semblent-ils point indiquer la nature de l'affection que
nous avions à combattre?

La lecture de la seconde observation fait naître
des réflexions à peu près analogues. On y voit une
femme très-irritable, parvenue à l'époque de la cessation menstruelle, qui, à la suite de violens chagrins, devient sujette à une inflammation chronique
du gaster que surirrite la moindre cause excitante;
de là ces sortes d'intermittences de bien et de mal,
lesquelles persistent jusqu'à la cessation du flux périodique naturel. La secousse que cette dernière
période détermine assez fréquemment, même dans
l'état physiologique, vient donner une nouvelle impulsion à l'affection locale; le sang y afflue, engorge
les parties et procure les accidens que nous avons
énoncés dans l'historique de sa maladie.

Si l'on vient également à examiner avec quelque
attention le fait pratique relaté sous le n° iii, on
paraît fondé à n'y voir qu'une simple gastrite aiguë,

entee sur une inflammation chronique très-ancienne de la muqueuse gastrique.

Remarquons cependant que la plupart des symptômes offerts par chacun de ces individus, et la marche de leurs maladies, présentent les plus grands rapports avec les lésions réellement cancéreuses de l'estomac, ainsi qu'il est aisé de s'en convaincre en jetant un coup d'œil sur l'observation nᵒ ɪᴠ, que nous n'avons rapportée qu'à cette fin; circonstance qui mérite de fixer un instant notre attention.

En admettant sur chacun de ces faits le jugement que nous venons de faire pressentir, et qui nous paraît le plus probable, vu surtout la ténacité reconnue des lésions cancéreuses, nous sommes portés à reconnaître que l'ensemble des symptômes indiqués pour le cancer de l'estomac, peut être produit par plusieurs maladies dont la nature est loin d'être cancéreuse, et que l'inspection anatomique des tissus altérés est le seul signe certain de cette lésion. Cette triste vérité, que nous mettrons plus tard dans un plus grand jour, doit nous porter à suspendre notre jugement sur la véritable nature des affections précitées; alternative pénible, mais qui offre néanmoins plusieurs points de vue pratiques, dont l'art et l'humanité peuvent tirer parti.

Dans la supposition que ces affections pathologiques fussent des lésions cancéreuses de l'estomac, la cure de ces sortes d'affections ne serait plus équivoque. Les guérisons que nous venons de rapporter détruiraient ce fatalisme funeste attaché de tous les temps à ces maladies, et tout en faisant présager leur nature, elles contribueraient à substituer à des idées obscures et hypothétiques, une théorie rationnelle, féconde en indications thérapeutiques. Dans le cas contraire, que les affections précitées ne puissent point être rangées dans cette dernière classe, on n'en devra pas moins rigoureusement conclure, de ces trois faits, que des maladies qui offrent la plupart des symptômes extérieurs des lésions cancéreuses de l'estomac, sont susceptibles de se trouver arrêtées dans leur marche par l'emploi méthodique des moyens adoucissans et antiphlogistiques; ce qui doit, dans tous les cas, nous engager à devenir plus circonspects sur le diagnostic et le pronostic des affections de cette espèce.

D'autres considérations pratiques importantes nous paraissent pouvoir se déduire de ces faits, sans cependant rien préjuger sur la nature des maladies qui s'y trouvent décrites.

1° L'activité de l'hématose, chez le sujet de la première observation, devient une nouvelle preuve de ce que nous avons énoncé dans notre préface; savoir, que les individus doués d'une prédominance marquée du système sanguin, paraissent transformer en sang la majeure partie des substances alimentaires qui servent à leur nutrition.

2° La rapidité avec laquelle le sang semble se

renouveler à la suite de légères évacuations sanguines, a été remarquée depuis long-temps. Cette
propriété se trouve même mise à profit par le luxe
efféminé de l'Asie et par l'art vétérinaire. L'observation de M. G. est une preuve que les signes
d'une débilité extrême n'excluent point leur usage,
et que la nature paraît réparer les pertes de cette
humeur avec d'autant plus de célérité que la débilité est plus prononcée, pourvu néanmoins que
ces effusions sanguines ne dépassent point le terme
des forces de l'individu.

3º Les effets des évacuations sanguines locales
ont été trop avantageux, pour négliger d'y avoir
recours en pareille occurrence ; mais le praticien
doit les mesurer suivant l'état des forces du malade.
Certes, si nous eussions traité M. G. et madame C.,
comme M. D..., nous eussions creusé leur tombe au
lieu de la fermer.

Attribuer cependant, d'une manière exclusive, à
l'emploi des sangsues les heureux résultats obtenus
dans ces cas, ce serait tomber dans une erreur grave.
L'usage long-temps continué des cataplasmes narcotico-émolliens, des bains généraux, des boissons
délayantes, du régime surtout, en modifiant insensiblement la constitution, ont dû singulièrement
contribuer à la guérison des lésions dont ces malades se trouvaient atteints. Il est même probable
que l'emploi de ces derniers moyens a été bien
plus efficace que les effusions sanguines, lesquelles

nous paraissent n'avoir été utiles que pour calmer, dans le principe, l'irritation inflammatoire manifeste qui existait chez chacun de ces individus.

4° Le résultat de la seconde saignée générale, dans la première observation, est une leçon que nous mettrons à profit dans notre pratique future ; son effet nuisible prouve évidemment qu'on ne doit, dans ces cas, en faire usage que lorsqu'une indication majeure réclame son emploi (1).

5° Enfin, l'analogie qui existe entre les symptômes des lésions cancéreuses de l'estomac, et celles

(1) Il nous paraît qu'on pourrait naturellement se rendre raison de l'effet nuisible de cette saignée, en admettant le raisonnement suivant : A l'époque de sa rechute, les forces de la vie, que le célèbre Barthez a désignées sous le nom de *forces radicales,* devaient se trouver épuisées, par suite du traitement débilitant auquel nous l'avions soumis ; une saignée générale, c'est-à-dire la perte rapide d'une assez grande quantité de sang, en désemplissant trop promptement les vaisseaux, dut enlever le reste des forces de cet individu, et donner lieu à cet état de *prostration* dans lequel nous le trouvâmes le lendemain, et sous l'influence duquel l'affection locale ne pouvait qu'acquérir un nouveau degré d'énergie. Lorsque, avant cette saignée, nous le revîmes, l'exaltation de ses facultés intellectuelles, le développement de son pouls, l'état d'excitation générale, etc., phénomènes qui n'étaient que la conséquence de l'irritation sympathique de l'affection locale sur le cœur et le cerveau, nous induisirent dans une erreur que nous n'aurions peut-être point commise si nous eussions été nous-mêmes en bonne santé. Ces explications, au reste, auxquelles je ne tiens nulle-

que nous venons de décrire, est trop frappante pour ne point admettre que ces dernières affections, si elles ne se trouvaient point de cette nature, le seraient probablement devenues, pourvu toutefois que la constitution des sujets eût pu permettre leur développement.

§ II.

Lésions du col de l'utérus et de ses dépendances.

Nᵒ V.

Affection présumée squirrheuse du col de l'uté- rus, accompagnée de symptômes d'une diathèse générale : soulagement sensible sous l'influence des moyens antiphlogistiques et des médicamens mis en usage.

Une dame de la rue Le Noir, d'une constitution lymphatique et nerveuse, parvenue à l'époque de la cessation menstruelle, me fait appeler vers la mi-octobre 1822, pour une diarrhée opiniâtre, accompagnée de colique et d'un flux leucorroïque très-fétide, teint par une certaine quantité de sang. Des douleurs vives et lancinantes, qui semblent traverser

ment, ne peuvent être appréciées que par les médecins qui ont étudié la doctrine physiologique du professeur de Montpellier ; elles sont inintelligibles pour les autres.

le col de l'utérus, tourmentent fréquemment la malade ; son pouls est faible et se relève un peu, à des époques déterminées, par des mouvemens fébriles. Ces derniers accidens durent déjà depuis long-temps , et se trouvent avoir été précédés par une grande irrégularité dans ses règles. Il existe en outre une insomnie, et, à la couleur pâle de la face, à la flétrissure des lèvres resserrées sur elles-mêmes, à la tristesse du regard, à la mollesse des chairs, à l'aspect de la peau, d'un jaune sale et sans élasticité, il est aisé de remarquer que toute l'économie ressent fortement l'impression des organes souffrans. J'interroge cette dame sur sa situation antérieure, et j'apprends qu'elle se trouve presque toujours malade depuis longues années. Les organes pectoraux et abdominaux, examinés avec soin, m'offrent des traces plus ou moins manifestes d'une lésion chronique qui a miné sourdement sa constitution. Je demande à explorer les organes génitaux, comme étant ceux qui, pour le moment, paraissent les plus affectés : je trouve le col de l'utérus inégalement dilaté, considérablement augmenté de volume, et son tissu d'une texture plus ferme que dans l'état physiologique. J'observe cependant que la région latérale droite est ramollie, fongueuse et plus sensible à la pression. Un suintement sanguin succède à cette exploration manuelle, quoique faite avec les plus grandes précautions. Pour mieux baser mon diagnostic, je réclame la permission d'introduire, le lendemain, le *speculum uteri*, du professeur Récamier, mais il me fut impossible de vaincre à ce sujet la répugnance de la malade.

Dans une position aussi fâcheuse, ne voulant rien prendre sur moi, et désirant néanmoins lui devenir utile, je réunis une consultation de deux médecins. Les mêmes lésions précitées ayant été reconnues par mes confrères, nous convenons d'agir par les adoucissans et les calmans ; la malade offrant d'ailleurs peu d'espoir, nous conseillons pour le moment la prescription suivante :

Huit sangsues à l'anus ; injections vaginales plusieurs fois le jour avec une décoction de racine de guimauve et de feuilles de morelle et de ciguë ; lavement émollient matin et soir, avec addition de six gouttes de laudanum ; potion calmante camphrée (1) ; eau de riz gommée pour boisson ; diète.

Il deviendrait superflu d'entrer dans les détails de nos prescriptions journalières, qui furent très-variées pendant le cours du traitement, mais toujours prises dans les mêmes classes de médicamens. Après deux mois et demi de l'usage de ces moyens, le col se dégorgea, du moins en grande partie ; les douleurs lancinantes locales, le devoiement et la fiè-

---

(1) Nous unîmes le camphre à l'opium dans l'intention de ne laisser à ce dernier médicament que sa vertu calmante. Cette association, dont on se trouve très-bien dans la pratique, paraît en effet remplir ce but.

vre, cessèrent; la surface extérieure du corps présenta un aspect moins sinistre, et cette dame se trouva, en un mot, dans une position assez favorable pour reprendre ses occupations ordinaires. Cet état satisfaisant persista jusqu'à la fin de l'été suivant; mais depuis lors toutes ses fonctions languissent, et le moindre excès réveille une partie des accidens précités. Un régime hygiénique et diététique rigoureux, le lait pour principale nourriture, et l'usage des demi-bains, s'opposent aux progrès du mal, et prolongent ainsi une existence qui probablement ne sera pas de longue durée.

Nº VI.

Trente-quatre ans; tempérament lymphatico-sanguin; engorgement du col de l'utérus, accompagné de leucorrée et d'une excroissance polypeuse développée sur la muqueuse vaginale. Soulagement au bout d'un mois d'usage des émolliens locaux; disparition de l'engorgement utérin quelques mois après la continuation de leur emploi (1).

Madame T., demeurant rue du faubourg Saint-Antoine, âgée de trente-quatre ans, d'une consti-

______

(1) Je rapporte avec quelques détails l'observation suivante, parce qu'elle me paraît digne de fixer l'attention des médecins praticiens. Les faits de polypes vésiculaires sur la muqueuse vaginale ne sont point communs; je ne connais point d'observation qui présente, en même temps que cette maladie, une lésion suspecte du col utérin.

tution lymphatico-sanguine, mais néanmoins avec prédominance du premier de ces systèmes, fut menstruée à dix-huit ans. Cet écoulement naturel eut la plus grande difficulté à s'établir, et je dirai même, par anticipation, qu'il ne l'a jamais été d'une manière régulière. Mariée à vingt ans, aucun enfant n'est résulté de cette union. Peu de temps après son mariage, de vifs chagrins domestiques altérèrent beaucoup sa santé. A trente ans, des douleurs sourdes, mais continues, se manifestent vers le bas-fond de la région hypogastrique; on les combat par des potions et des boissons toniques. Les douleurs s'aggravent : une matière gluante, d'un blanc terne, d'une odeur forte, s'échappe bientôt par les parties sexuelles. Cet écoulement devient enfin très-abondant. Les approches de son mari déterminent de vives douleurs, suivies d'un suintement sanguinolent. Madame T. s'aperçoit plus tard d'une tumeur mollasse qui déborde l'ouverture vaginale. Plusieurs hommes de l'art sont alors consultés, et leurs conseils suivis sans aucune amélioration. En jetant un coup d'œil sur les prescriptions de ces médecins, il était aisé de remarquer qu'ils n'avaient pris en considération que l'abondance de l'écoulement, et la prédominance du système lymphatique de la malade. Les racines de rathania, de colombo, de gentiane, le cachou, l'écorce du Pérou, etc. se trouvaient dans leurs formules. Sous l'influence de ces moyens thérapeutiques, l'affection allait de jour en jour en empirant. C'est ainsi que cette dame a passé plu-sieurs années consécutives au milieu des souffrances et des remèdes de toute espèce. Enfin, le 13 mai 1822, elle se présente à nous, offrant les symptômes sui-vans :

Ecoulement abondant, par les parties sexuelles, d'un fluide verdâtre et d'une odeur infecte ; douleurs vives et fréquentes dans cette région, se faisant sen-tir à la fois dans le col de l'utérus, dans les aines et dans les cuisses, surtout aux approches et à la dispa-rition des évacuations périodiques, ainsi qu'aux moindres attouchemens naturels. Au rapport de la malade, l'excroissance, dont je viens de parler, dé-borde les grandes lèvres, et oblitère l'ouverture va-ginale. Cette dame se plaint en outre d'un malaise général, d'une constipation opiniâtre, et, le soir, d'un mouvement fébrile, qui se termine par une lé-gère moiteur. Son pouls est lent et faible, sa langue pâle, son ventre ballonné, mais sans douleurs ni tu-meurs sensibles ; ses yeux sont abattus, tristes, lan-guissans et entourés d'une auréole verdâtre. Une croûte jaunâtre, simulant un demi-faux visage, et dont l'apparition date seulement depuis trois mois, s'observe sur tout le côté gauche de la face. A cette série de symptômes se joignent des douleurs presque continuelles de la région frontale, qui parfois de-viennent intolérables. J'exprime à la malade le désir d'explorer les parties naturelles, mais toute recherche à cet égard m'est alors interdite.

Fondé sur l'état d'irritation manifeste qui existe vers les organes génitaux, et sur le peu de succès des moyens plus ou moins échauffans mis en usage jusqu'à ce jour, je conseille la prescription suivante, sans avoir égard au tempérament de la malade, et quoique très-incertain de la nature du mal et de son véritable siége.

1° Madame prendra, trois fois par semaine, des bains de siége, rendus plus émolliens au moyen d'une forte décoction de feuilles de guimauve.

2° Trois fois le jour, elle fera dans l'intérieur du vagin, mais avec les précautions que l'état actuel de ces parties réclame, des injections émollientes et calmantes avec une décoction de feuilles de mauve, et dix gouttes de laudanum liquide de Sydenham, par injection.

3° Tous les soirs, avant de se coucher, elle s'administrera deux demi-lavemens, à une demi-heure d'intervalle. On les composera avec une décoction de son, et une petite tête de pavot, dépourvue de ses graines, pour les deux. De deux jours l'un, à la place du pavot, on ajoutera deux cuillerées d'huile d'olive dans chaque demi-lavement.

4° Je conseille pour boisson ordinaire la tisane suivante : on viendra en réclamer une autre, pour si peu que l'estomac y répugne.

Racine de gentiane coupée par tranches. . . . . ℥iij.

   Faites bouillir pendant une demi-heure dans deux litres d'eau commune ; ajoutez, à la fin de la décoction :

Sommités desséchées de petit chêne. . . . . . .⎱ āā p.j.
—   de petite centaurée. . . . .⎰

Laissez infuser quinze minutes, et passez. On ajoutera dans chaque verre une cuillerée à bouche de sirop de grande consoude (1).

5o Nourriture très-légère, choisie de préférence parmi les substances végétales féculacées ; se priver du vin, du café, du thé et de toute viande trop animalisée. Comme la malade aime le lait, elle pourra en faire usage pour son déjeuner ; elle le prendra tiède, non bouilli et coupé avec un quart de café de chicorée. Porter sur la peau un gilet de flanelle, et faire tous les jours une petite promenade dans un endroit bien aéré, mais seulement à dater d'une semaine après l'emploi des moyens précités.

Le 28 du même mois, madame **T.** vint me revoir : elle avait ponctuellement suivi mes conseils,

---

(1) Cette boisson ne paraîtra point en harmonie avec le reste du traitement ; mais le tempérament de la malade, l'usage abusif qu'elle avait fait des toniques échauffans, sans surirriter les organes de la digestion, la crainte de débiliter ces organes par des boissons purement émollientes, me déterminèrent à avoir recours à une tisane qui, sans être irritante, réunît la médication légèrement tonique.

dont elle me dit se trouver très-bien ; je lui recommande de persévérer, puisqu'il en était ainsi, et de se présenter de nouveau dans une quinzaine ; ce qu'elle fit le 15 juin.

J'avoue que je fus à cette époque agréablement surpris de sa nouvelle situation ; ses douleurs de tête et ses angoisses générales n'existaient plus ; sa figure épanouie n'offrait plus le cachet de la douleur ; l'irritation des parties génitales se trouvait en grande partie calmée ; et les flueurs blanches, réduites à moitié, lui devenaient bien moins fatigantes : sa position était, en un mot, telle que nous étions bien loin, elle et moi, de l'espérer dans un espace de temps aussi court. Elle se trouvait alors à l'époque de ses règles, qui, contre l'ordinaire, étaient survenues sans donner lieu à aucun accident.

Une telle amélioration m'ayant donné quelques droits à sa confiance, je lui fais promettre de revenir immédiatement après la période menstruelle afin de la soumettre à un examen manuel, auquel se trouvait lié son intérêt personnel. Elle se représenta le 20 juin, époque à laquelle je la visitai pour la première fois.

L'index à peine introduit dans le canal vaginal, se trouve arrêté par une tumeur ovale qui écarte les parois de ce canal ; elle me paraît polie, un peu résistante, élastique, isolée et située sur la paroi latérale gauche. Mon doigt ayant dépassé cette tumeur, j'observe qu'elle a un pédicule distinct et

séparé du col de l'utérus, avec lequel elle n'a aucune connexion; je trouve en même temps *le mu-
seau de Tanche* douloureux, engorgé, ramolli, et
son orifice entr'ouvert et irrégulier; un liquide sanguinolent s'échappe de ces parties, par l'effet de la
pression de mon doigt.

Ce premier examen me donne l'idée de deux maladies différentes, et indépendantes l'une de l'autre : 1º d'un engorgement du col utérin qui me
paraît très-suspect; 2º d'une tumeur vaginale dont
le diagnostic n'est pas moins douteux. Je regarde
d'abord cette dernière maladie comme le commencement d'une descente intestinale : pour m'en as-
surer, je fais tousser la malade, mais aucune sensation n'est transmise à mon doigt, alors fléchi sur
la tumeur de manière à la toucher sur autant de
points possibles. Persuadé de mon erreur par ce résultat positif, je tourne mes idées du côté d'un polype vésiculaire développé sur la muqueuse. L'inspection finit de me convaincre de l'existence de
cette dernière maladie.

La situation présente de madame T. , si différente de ce qu'elle avait été pendant si long-temps,
et la cessation si rapide d'une partie des accidens,
me font espérer de lui rendre la santé, du moins
en partie. J'insiste sur le même traitement, à peu
de différence près, pendant deux mois encore, au
bout desquels je me convainquis, par une nouvelle
exploration manuelle, que l'engorgement du col

utérin se trouvait en grande partie dissipé. Il n'existait plus de douleurs dans cette région, et l'impression de mon doigt, jadis si sensible, était devenue tolérable, et ne provoquait plus d'écoulement
sanguin. Un suintement leucorroïque peu abondant et nullement fétide avait remplacé les pertes
anciennes (1). C'est alors seulement que j'ai recours
à un régime tonique doux, et, pour tout remède, à
des injections légèrement astringentes et à une boisson amère. Ses forces et son embonpoint revien-
nent; l'évacuation sanguine périodique se fait d'une
manière conforme aux vœux de la nature, et depuis lors cette dame paraît jouir d'une assez bonne
santé, à l'indisposition près de son polype vésiculaire. J'ai proposé la ligature, comme très-pratica-
ble, dans l'intention de la débarrasser de cette dernière maladie; mais, considérant quelle n'éprouvait
aucun accident de cette incommodité, elle s'y est
constamment refusée.

(1) Je regrettais beaucoup que la présence du polype, qui
restait toujours le même, ne pût me permettre de vérifier
l'état du col avec le [spéculum du professeur Récamier;
j'avouerai néanmoins que, dans mon premier examen, je
restai convaincu de l'existence d'une lésion de nature équivoque, que les symptômes offerts par la malade m'avaient
fait soupçonner avant même l'exploration manuelle.

N°s VII, VIII et IX.

Lésions du col de l'utérus, traitées localement par les évacuations sanguines locales, avec le secours du spéculum du professeur Récamier; mort de deux de ces malades.

En suivant la clinique d'un des médecins distingués de la capitale, nous avons eu occasion de voir, dans le courant de l'année 1820, deux femmes atteintes, l'une et l'autre, d'un engorgement ulcéreux du col utérin. Une sanie purulente très-fétide s'écoulait abondamment de cette même partie, ainsi qu'il fut aisé de s'en convaincre avec le *speculum uteri*. Dans l'intention de calmer l'état d'irritation locale, et d'en favoriser le dégorgement, on fit prendre à plusieurs reprises quelques sangsues autour de ces ulcérations. (Cette opération est facile avec le secours de l'ingénieux instrument dont je viens de parler et d'un cylindre approprié.) La vérité me force d'avouer que l'irritation, déterminée par les sangsues, et les évacuations sanguines qui en furent les conséquences, loin de devenir favorables à ces malades, m'ont paru manifestement hâter le terme de leur malheureuse existence. N'ayant point assisté à l'ouverture des cadavres, j'ignore quelle était la nature positive des lésions dont ces malades se trouvaient atteintes.

Quelques essais de cette nature ont été tentés par

d'autres médecins de la capitale, mais presque toujours les résultats en ont été funestes, d'après les rapports qui me sont parvenus. J'ai cependant entendu raconter à un professeur particulier de pathologie, l'histoire d'une femme offrant tous les symptômes d'une lésion avancée du col de la matrice, et qui en fut, nous dit-il, débarrassée par l'application locale et réitérée des sangsues, et l'usage des demi-bains émolliens.

A l'occasion des lésions de l'utérus, on me permettra de rapporter une autopsie assez remarquable, faite à l'hôpital de la Charité, dans le mois de décembre 1821, sous la direction du professeur Fouquier.

N^O X.

Affection cancéreuse de l'utérus et de ses dépendances, terminée par la mort : description anatomique de la lésion dont cet organe était le siége.

Le sujet de cette autopsie était une femme de quarante-cinq à cinquante ans, d'un tempérament lymphatico-sanguin. Depuis l'âge de quarante ans, les médecins la soignaient pour une lésion de l'utérus, mais sa maladie datait d'une époque bien plus éloignée, suivant le rapport qu'elle nous fit. Au commencement de ses souffrances on avait eu plusieurs fois recours aux évacuations sanguines locales, soit à la marge de l'anus, soit au voisinage des parties

5.

génitales ou à la région hypogastrique. Ces évacuations sanguines paraissaient la soulager momentanément, mais les accidens pathologiques ne tardaient point à acquérir une nouvelle intensité, que ne purent arrêter les moyens les plus rationnels. A son entrée à l'hôpital, sa position était telle, que le praticien précité jugea sa mort très-prochaine ; aussi n'eut-il recours qu'à quelques médicamens palliatifs, pris dans la classe des narcotiques, dans la seule intention de rendre plus supportables les souffrances de la malade.

Autopsie. L'ouverture du cadavre présenta une matrice très-distendue, occupant une grande partie de la cavité abdominale. La capacité de cet organe, presque aussi considérable que dans un état de grossesse à terme, renfermait une masse énorme de tissu encéphaloïde, parfaitement identique avec celle de l'organe dont ce tissu tire son nom. Au centre de cette masse, on en observait une autre du volume du poing, formant noyau, et dont le tissu était comparable à ce que les auteurs décrivent sous le nom de mélanose. Cette dernière substance se pétrissait sous les doigts comme du beurre, tandis que la matière cérébriforme offrait une certaine résistance. La masse totale adhérait, sur certains points, aux parois internes de l'utérus , à la manière du placenta ; comme lui, elle s'en détachait avec assez de facilité. Ces adhérences néanmoins se trouvaient beaucoup plus fortes à la partie postérieure de l'utérus. Dans les régions antérieure et latérale droite, on observa, de distance en distance, de petites tumeurs dures, pédiculées, qui d'une part avaient leur racine dans le propre tissu de l'organe, et de l'autre faisaient saillie dans l'intérieur de la masse cérébriforme; quelques-unes même s'y enfonçaient assez profondément. Les plus volumineuses de ces tumeurs ne dépassaient point la grosseur d'une cerise ordinaire; on en trouva de si dures que le scalpel avait de la peine à les diviser; plusieurs d'entre elles offrirent des points manifestes d'ossification. Au milieu de ce désordre pathologique, les trompes, les ovaires, et le col utérin nous parurent sains.

Il est digne de remarque que cette femme avait acquis, malgré ses longues souffrances, un état de polysarcie adipeuse extraordinaire : tout le tissu cellulaire se trouvait gorgé de graisse, au milieu de laquelle on avait de la peine à apercevoir les fibres musculaires enfouies dans certaines régions. Quoique l'autopsie n'eût eu lieu que vingt-quatre heures après la mort, le corps répandait une odeur si dégoûtante, qu'on ne poussa pas plus loin les recherches cadavériques.

L'affection morbide du col de l'utérus du sujet de l'observation n° 5, présente tous les symptômes d'une lésion cancéreuse avancée, et, à moins d'affecter un scepticisme trop rigoureux, on ne peut guère méconnaître sa nature. On voit néanmoins cette lésion suspendre sa marche désorganisatrice, sous l'influence des moyens antiphlogistiques et calmans mis en usage; d'où, au premier abord, on pourrait être porté à croire que, si la constitution trop délabrée de la malade, au moment où nous l'entreprîmes, ne s'y fût opposée, nous aurions obtenu des résultats plus satisfaisans encore, et peut-être même une guérison radicale. Mais réfléchissons que ce n'est point le propre engorgement squirrheux que nous avons guéri, mais bien l'irritation inflammatoire du col et des organes génitaux, qui venaient se compliquer avec lui. Les symptômes locaux et généraux que la malade éprouvait long-temps avant notre première visite, démontrent évidemment que l'engorgement squirrheux du col de la matrice existait déjà depuis quelque temps, et que par suite sa formation était antérieure à la double inflammation que nous avons heureusement combattue. L'apparition de cette nouvelle maladie nous paraît devoir être rapportée à l'irritation des parties voisines, entretenue par la présence du squirrhe, et par les douleurs lancinantes, et de plus en plus vives, que cette lésion occasionnait. A la vérité, si l'art ne se fût hâté d'enrayer les progrès de la nouvelle complication, il est probable qu'elle serait devenue funeste à la malade, soit par le trouble et l'agitation qu'elle déterminait par elle-même, soit surtout par la nouvelle impulsion qu'elle paraissait donner à la maladie primitive. Observons que, malgré notre persévérance sur les moyens antiphlogistiques locaux et sur le régime hygiénique, nous n'avons pu obtenir le dégorgement complet du col utérin : celui-ci est resté en partie engorgé, dur, inégalement dilaté, et faisant éprouver plus tard à la malade des douleurs de la même nature. Nous ne pouvons donc point induire de ce fait que la résolution du squirrhe du col utérin puisse s'opérer sous l'influence des moyens antiphlogistiques, mais qu'on peut seulement retarder son passage à l'état de fonte, en combattant les complications inflammatoires qui peuvent survenir pendant les différentes périodes de son développement.

L'observation suivante ne mérite pas moins de fixer notre attention. On y voit une femme d'un tempérament lymphatique, sujette depuis sa jeunesse à une série d'infirmités qui paraissent prendre leur source dans de violens chagrins. A trente ans, quelques symptômes obscurs semblent annoncer une inflammation chronique des organes génitaux : on regarde les accidens que la malade éprouve comme la conséquence de son tempérament lymphatique, et, guidé par cette idée, on prescrit des médicamens toniques et échauffans. Les symptômes s'aggravent loin de diminuer; enfin, après plusieurs années de souffrances, la malade vient offrir à nos yeux le triste spectacle d'une double lésion des organes génitaux, et les progrès alarmans de l'une d'elles ne paraissent laisser qu'une lueur d'espérance. Cependant une méthode de traitement puremen' hygiénique, opposée à celle prescrite jusqu'à ce jour, ne tarde point à faire cesser une partie des accidens pathologiques, et l'usage de cette méthode, continuée pendant quelques mois, finit par les faire disparaître presque complétement. Il faut convenir que cette cure a lieu de nous surprendre, et qu'à ne considérer que les symptômes offerts par cette malade, on serait porté à regarder la lésion du col de la matrice comme de nature cancéreuse : mais ici se présentent les mêmes réflexions que nous ont fait naître, sous le rapport du diagnostic, les observations citées dans la section précédente. Nous ne pouvons point, en effet, prouver d'une manière positive quelle était la véritable nature de la lésion guérie, d'où il résulte qu'on ne peut en tirer que des inductions analogues. Ce dernier fait n'est pas moins digne de remarque sous le rapport de l'action nuisible des médicamens toniques; on voit les accidens locaux et généraux s'aggraver d'autant plus qu'on insiste sur cette thérapeutique, et se calmer aussitôt l'emploi d'une méthode opposée.

Quant à ce qui concerne l'application des sangsues au col de l'utérus, les faits dont nous avons été témoin nous paraissaient suffisamment prouver quel degré de confiance on peut avoir à ce mode de médication. Appuyés d'ailleurs sur les recherches nombreuses que nous avons faites dans le temps sur les maladies de cet organe, nous ne craignons point de nous déclarer contre un abus dont les suites peuvent devenir si funestes. Si nous nous prononçons aussi formellement, c'est que nous sommes convaincus, pour notre part, que ce n'est point impunément qu'on peut faire de semblables essais. Nous n'entendons point pour cela exclure dans ces cas toutes les applications locales ; nous croyons au contraire qu'on peut mettre à profit le *speculum uteri* pour porter sur le col affecté des médications topiques, que le raisonnement, l'analogie et surtout l'expérience auront démontré devoir être utiles.

§ III.

Lésions ulcéreuses, d'une nature plus ou moins équivoque, affectant le tissu dermoïde.

N⁰ XI.

Cinquante ans, tempérament sanguin ; ulcération du bord libre de la lèvre inférieure, survenue à la suite de plusieurs cautérisations intempestives ; guérison.

Durand, manouvrier, âgé de cinquante ans, d'un tempérament sanguin, était parvenu à l'âge de quarante-cinq ans sans avoir jamais éprouvé la moindre maladie. A cette époque, il se déclare, sans cause à lui connue, un petit bouton blanchâtre, vers le milieu de la lèvre inférieure, lequel s'ouvre le sixième jour et donne lieu à une petite ulcération. La cicatrice ne tarde point à s'opérer ; mais l'ulcération reparaît un mois plus tard : c'est ainsi que, pendant quatre années consécutives, cette affection s'abcède et se cicatrise alternativement. Un chirurgien consulté, au commencement de 1819, juge à propos de la combattre par le nitrate d'argent. La cautérisation a lieu, et la chute de l'escarre met à nu une surface ulcérée beaucoup plus considérable qu'on n'aurait dû s'y attendre. A dater de ce jour, la lèvre se tuméfie et devient sensiblement plus douloureuse : on prend les conseils d'un nouveau chirurgien, qui cherche encore à déterminer une cicatrice favorable par de nouvelles applications caustiques ; les symptômes s'aggravent ; les douleurs locales deviennent de plus en plus intenses ; les bords de l'ulcère se renversent en dehors ; il se forme à la partie moyenne une perte de substance. Durand, désespéré de son état, et voulant se débarrasser de son mal à quelque prix que ce fût, entre à l'hôpital Saint-Eloi, de Montpellier, le 8 mai de la même année, dans l'intention d'y subir l'ablation, si elle est jugée indispensable.

Examen. L'ulcération se trouve avoir envahi une grande partie de la lèvre, et son aspect est très-peu favorable : les bords en sont durs et renversés ; des douleurs lancinantes très-rapprochées ne permettent point au malade de prendre un instant de repos ; l'ablation paraît en effet la seule ressource à lui op-

poser. Cependant, avant d'y avoir recours, le professeur Lallemand veut mettre en usage le traitement
antiphlogistique local ; huit sangsues sont appli-
quées, le 9 mai, autour de la lèvre affectée ; des cataplasmes émolliens et un bain général sont également
ment prescrits pour le même jour.

On fait une seconde application de sangsues le 12;
et le 15, le malade se trouve tellement soulagé par
cette méthode de traitement, qu'il est le premier à
réclamer une nouvelle application ; huit sangsues
sont de nouveau prescrites.

Le 22, le malade éprouve quelques vertiges, de
la constipation, un état de malaise général ; un léger
purgatif administré procure trois selles et rétablit
le calme.

Le 29, douleurs de la lèvre presque nulles, bords
de l'ulcère ramollis et vermeils, tendance manifeste
vers la cicatrisation ; le soir du même jour, violent
accès fébrile rapporté à une transpiration brusquement arrêtée, par suite d'une imprudence faite par
le malade.

Le 30, symptômes manifestes d'une pleuro-pneu-
monie intense; on la combat par des saignées générales et locales, des juleps béchiques, des sina-
pismes, etc. Malgré l'influence de ce traitement, les
symptômes deviennent si alarmans qu'on désespère,
le 8 juin, des jours du malade. Cependant le 13
il est hors de danger. Cette fâcheuse complication
ne retarde point la marche de la cicatrisation de

l'affection locale; la cicatrice s'opère d'une manière progressive, et se trouve terminée vers la fin du mois. Un petit lambeau inégal en dépasse le niveau, on l'enlève avec l'instrument tranchant; et le malade quitte la maison dans un état très-satisfaisant.

N.º XII.

Trente-trois ans; ulcération de la lèvre supérieure, aggravée par des applications irrationnelles, survenue quinze ans après une blennorragie soupçonnée syphilitique; cicatrisation louable en apparence de cet ulcère; nouvelle rechute au bout de quelques mois, nouvelle guérison sous l'influence des applications émollientes et d'un traitement antisyphilitique.

Le nommé Malhiouta, matelot de profession, âgé de 33 ans, fut affecté, à l'âge de 18, d'une blennorragie de nature suspecte, dont il fut méthodiquement traité à l'hôpital de Marseille. L'écoulement fut assez rebelle, et ne cessa qu'à la fin du quatrième mois. Huit ans plus tard, il contracta une affection psorique qui disparut au bout de quelques jours, sous l'influence d'un traitement convenable. Le 7 avril 1819, une légère ulcération de la lèvre supérieure succéda à un petit bouton : il se trouvait alors aux îles Canaries; son capitaine, la croyant de nature scorbutique, lui recommande pour tout topique du tabac mâché ; ce conseil est suivi pendant plusieurs jours consécutifs sans aucune influence sensible : l'ulcération resta ainsi stationnaire jusqu'au mois de septembre de la même année, époque à la quelle son accroissement devint si rapide, qu'il envahit en peu de jours tout le bord libre de la lèvre. Entré à l'hôpital de Marseille, où il était arrivé depuis peu, la maladie est considérée comme cancéreuse par les praticiens de l'établissement; plusieurs applications topiques, inconnues au malade, sont tour à tour employées par eux, mais sans succès. Malhiouta prend dès lors la résolution de venir à Montpellier.

Examen. Ulcération de toute la lèvre supérieure, d'un aspect hideux, avec perte de substance vers la partie moyenne ; couleur jaunâtre sur certains points, et presque noire sur d'autres ; petites végétations inégales répandues sur toute cette surface ulcéreuse, dont les bords sont durs, épais, renversés en dehors ; douleurs vives, brûlantes, privant le malade du sommeil.

Incertain de la nature de cette affection, qu'on était en droit de considérer comme syphilitique, on prescrit la liqueur de Van-Swiéten, comme pierre de touche; mais, au bout de quelques jours de son emploi, ne voyant point dans l'aspect de l'ulcère aucune espèce d'amélioration, on en vient à des évacuations sanguines locales et à l'usage des cataplasmes narcotico-émolliens. Sous l'influence du nouveau traitement, la maladie ne tarde point à présenter une amélioration de plus en plus sensible; les douleurs deviennent plus supportables; le dégorgement s'opère, et l'affection finit par se cicatriser. On termine le traitement en soumettant, par pure précaution, le malade à l'usage des pilules mercurielles de Plenck. Après un mois de leur emploi journalier, Malhiouta quitte la maison, dans un état de guérison parfaite en apparence. Quatre mois après sa sortie, il s'y fait de nouveau recevoir pour une ulcération de la même lèvre, d'une étendue presque aussi considérable que la première; cette rechute avait été précédée d'un petit bouton en tout conforme à celui de l'affection primitive. Se trouvant alors à Mayorque, le malade réclame et obtient la permission de revenir à Montpellier, pour y subir un nouveau traitement; le bouton s'ulcère pendant la route; et à son arrivée, l'ulcération avait presque repris ses anciennes limites; son aspect est cependant loin d'être aussi défavorable que la première fois; les douleurs en sont presque nulles. Rassuré par ces symptômes, on se contente d'avoir recours localement aux lotions émollientes souvent renouvelées, et on revient à l'usage de la liqueur de Van-Swiéten à l'intérieur. Une nouvelle cicatrisation s'opère sous l'influence de ce traitement; immédiatement après, le malade sort de l'hôpital pour ne plus y rentrer; j'ignore depuis lors ce qu'il est devenu.

N° XIII.

Trente ans, constitution sanguine ; ulcère à l'angle interne de l'œil droit, avec phlogose des parties voisines, et présence de tumeurs polypeuses dans l'intérieur des fosses nasales ; guérison.

Un cultivateur de la Lozère, âgé de trente ans, d'un tempérament sanguin, atteint d'une ulcération d'une étendue considérable, située vers l'angle interne de l'œil droit, se fait recevoir à l'hôtel-Dieu Saint-Éloi, de Montpellier. Toutes les parties voisines de l'œil sont rouges et tuméfiées ; la moindre pression y devient douloureuse. Vers la partie supérieure de cet ulcère, on observe une tumeur mobile et squirrheuse, siége d'un picotement très-incommode ; le tissu dermoïde, soulevé inférieurement, forme un petit godet dans lequel s'accumulent les larmes et les matières purulentes ; ces liquides ne tardent point à acquérir une odeur infecte, par le moindre séjour dans cette cavité, ce qui force le malade à les éponger fréquemment. Les fosses nasales offrent de petites tumeurs comme polypeuses, dont la moindre irritation détermine une effusion sanguine plus ou moins considérable, suivant la nature de l'irritation. L'affection ulcéreuse, comme les précédentes, avait débuté par un petit bouton situé sur l'angle interne de l'œil, lequel s'abcéda naturellement. Deux nouvelles ouvertures s'étant formées plus tard sur le sommet du bouton, on les réunit par de petites incisions; la cicatrice s'opère et reste dans cet état pendant près de deux ans, au bout desquels le malade ayant éprouvé une vive douleur dans cette partie, on juge à propos d'enlever la cicatrice au moyen d'un petit emplâtre caustique; l'ulcération qui en résulte fait des progrès rapides. Le médecin, effrayé, conseille à son malade de se faire transporter à Montpellier, ce qui a lieu le 4 février, cinq semaines après l'apparition de la nouvelle douleur, et trois de la dernière application du caustique.

Sur le point de partir pour la capitale, je ne pus être témoin de la marche rétrograde de cette maladie, à laquelle l'emploi du même traitement donna lieu; mais j'appris plus tard qu'après un séjour de deux mois dans cette maison, ce malade en sortit dans une situation aussi avantageuse qu'il était permis de l'espérer (1).

(1) Cette observation se trouve rapportée avec de grands détails dans la Dissertation inaugurale déjà citée, que j'ai lue depuis avec le plus vif intérêt; pour faire connaître la situation du malade à sa sortie, j'en extrairai le passage suivant :
« Dans les premiers jours de mars, on appliqua un séton
» à la nuque, et on continua localement les cataplasmes
» émolliens jusqu'au 19. A cette époque la conjonctive n'of-
» frait plus la moindre trace d'inflammation; les bords de
» l'ulcère étaient affaissés au niveau du fond; toute la sur-
» face était recouverte d'une cicatrice solide et sèche, qui
» se confondait avec la peau. Seulement vers l'angle interne

Nº XIV.

Soixante-six ans ; ulcération de la face dorsale de la main droite, survenue à la suite d'une verrue mal traitée ; apparition d'un érysipèle phlegmoneux, pendant la période du traitement antiphlogistique ; mort du malade. — Autopsie. Bords de l'ulcère fibreux ou lardacés sur certains points ; sur d'autres, nulle trace d'organisation cancéreuse ; altération des os du métacarpe, principalement vers les extrémités articulaires ; infiltration considérable de sérosité dans tout le bras et le côté droit de la région thorachique.

Larinier, laboureur, âgé de soixante-six ans, sujet depuis son bas âge à des furoncles qui parcouraient tour à tour toutes les parties de son corps, contracta, en 1818, une affection psorique, dont il se guérit par l'usage, en friction, d'une pommade

» de l'œil, vis-à-vis le tendon du muscle orbiculaire des
» paupières, existait une petite ouverture, qui aurait à peine
» admis un stylet très-fin, et dont on ne put obtenir l'obli—
» tération..... Il était facile de s'apercevoir que ce petit
» trou était une fistule produite par l'ulcération des produits
» lacrymaux, à l'endroit où ils se réunissent (ce qui donnait
» lieu tous les matins à la sortie d'un peu de liquide séreux).
» On ne remarquait plus de tumeur dans les narines ; et il
» est remarquable que la cicatrice s'est formée, non par la
» réunion des bords de l'ulcère, mais par la formation d'une
» véritable cicatrice résultant de l'organisation des bour—
» geons charnus. »

6

qui lui servait pour ses bestiaux dans les cas analogues. Pendant le cours de ces frictions, il écorcha
à plusieurs reprises une petite verrue qu'il portait
depuis son enfance sur la face dorsale de la main
droite. A dater de cette époque, cette verrue, jusqu'alors indolente, devint de plus en plus sensible.
Dans l'intention de s'en débarrasser, Larinier la
cautérise avec de la poix bouillante, ce qui donne
lieu plus tard à une ulcération de la circonférence
d'une pièce de vingt sous. Le nouveau mal reste ainsi
stationnaire pendant l'espace de près de deux années consécutives, ne procurant au malade aucune
souffrance ; mais après cette longue période, et à la
suite d'un travail manuel forcé, des douleurs vives
s'y font sentir ; elles persistent, malgré les moyens
auxquels on a recours. Plusieurs médecins sont successivement consultés, et leurs conseils suivis sans
succès. Les progrès rapides de l'ulcère décident enfin
le malade à se faire recevoir à l'Hôtel-Dieu de Montpellier ; ce qui a lieu le 18 janvier 1821.

Examen. Ulcération de presque toute l'étendue
de la région dorsale, à bords durs, épais, irrégu-
liers, renversés en dehors, surtout vers le bord su-
périeur ; suintement d'une sanie fétide de toutes les
parties de cette ulcération, dont le fond présente
des chairs baveuses et mollasses ; les douleurs y sont
tantôt lancinantes, tantôt comparables à celles que
produirait un animal qui rongerait cette partie : c'est
du moins ainsi que s'exprime le malade pour nous

faire apprécier leur caractère. Les doigts de la main et l'avant-bras, ainsi que les ganglions de l'aisselle, se trouvent engorgés; à ces symptômes locaux, on observe en outre chez cet individu une couleur jaune de tout son corps, des traits altérés, une langue rouge, principalement sur les bords.

Prescription. Le 19 au matin, bain général; douze sangsues autour de la partie affectée, immédiatement après; cataplasme émollient et narcotique le soir; deux potages pour toute nourriture; décoction d'orge pour boisson.

Rien de particulier le 20 et le 21.

Le 22, le malade nous dit avoir passé une assez bonne nuit, ce qui ne lui était pas arrivé depuis long-temps.

Le 23, l'ulcération offre des changemens remarquables; les bords en sont moins durs, l'odeur de la sanie plus supportable, et son fond présente un aspect moins hideux. On n'avait prescrit pour tout traitement, depuis le 19, que des cataplasmes narcotico-émolliens, des bains généraux et un régime sévère. Six sangsues sont ordonnées le 23; on laisse couler le sang à volonté.

Le 24, amélioration plus sensible; mais le malade se trouve faible et réclame quelque chose de fortifiant; son pouls en effet et son *facies* dénotent ce qu'il avance.

Prescription. Cataplasmes émolliens localement;

6.

infusion de camomille pour boisson ; deux onces de vin de gentiane, en deux doses.

Le 25, état très-satisfaisant de l'affection ulcéreuse, dont les bords se dégorgent d'une manière de plus en plus manifeste ; mais on observe un commencement de rougeur et de chaleur dans la partie inférieure de l'avant-bras, et un état de stupeur de la part du malade.

Prescription. Potion antispasmodique ; limonade ; six sangsues à l'avant-bras.

Le 26, légère amélioration qui persiste jusqu'au lendemain. Dans la soirée du 27, la rougeur érysipélateuse reparaît ; le 28, elle s'étend aux parois thorachiques, et se trouve accompagnée des symptômes généraux propres à l'érysipèle phlegmoneux.

Prescription. Un gros de résine de quinquina ; vin de kina pour boisson.

Le 29, symptômes de plus en plus alarmans (même prescription) ; mort la nuit suivante.

Autopsie. Les bords de l'ulcération présentent manifestement sur certains points les tissus squirrheux et lardacés ; on n'observe sur d'autres aucune trace d'organisation cancéreuse. Les os du métacarpe se trouvent également altérés, surtout vers les extrémités articulaires, où le scalpel les coupe avec la plus grande facilité. Le tissu cellulaire sous-cutané de l'avant-bras, du bras et du côté droit de la région thorachique, est infiltré d'une grande quantité de sérosité purulente. Des adhérences, qui paraissent récentes, s'observent sur la plèvre du même côté : les autres parties du cadavre, quoique examinées avec soin, n'offrent rien de particulier (1).

N.º XV.

Cinquante-neuf ans; tempérament sanguin; ulcère de plusieurs années de date, occupant toute la région dorsale de la main droite, accompagné des symptômes d'une cachexie cancéreuse; traitement du malade par les antiphlogistiques locaux et le régime; apparition, peu de jours après, d'un érysipèle phlegmoneux, suivie de la mort du sujet.—Autopsie : mêmes résultats que le sujet de l'observation précédente.

François Mamel, cultivateur, âgé de cinquante-neuf ans, d'un tempérament sanguin, issu de parens sains et robustes, avait toujours joui de la santé la plus parfaite, malgré les privations et les travaux pénibles de son état; à l'âge de cinquante-quatre ans, il lui survint, sans cause connue, à la partie moyenne de la région dorsale de la main

(1) Au nombre de faits que renferme ma dissertation inaugurale, soutenue en 1819, se trouvent deux observations remarquables par leur point de contact avec la précédente : ces deux observations, telles que je les ai publiées, sont incomplètes, et par suite susceptibles d'induire à de fausses conséquences, qu'il est important de rectifier. Rapporter aujourd'hui ces faits dans leur intégrité, c'est réparer deux erreurs involontaires.

droite, une petite verrue croûteuse de la grosseur
d'un pois, entourée d'un cercle inflammatoire; le
malade y fait d'abord peu d'attention, les douleurs
étant presque nulles. Cette verrue devient plus
tard sujette à donner du sang à la moindre pression,
et le malade nous avoue l'avoir très-souvent irritée
par mégarde. Un an après son apparition, cette
maladie se transforme en un ulcère, dont les progrès
sont lents à la vérité, mais non interrompus; quelques douleurs fugitives s'y font sentir par intervalles. Un médecin voisin consulté croit devoir le
cautériser avec du nitrate d'argent; dès ce moment
les progrès en sont plus rapides ; des douleurs vives
et beaucoup plus rapprochées se manifestent, et en-
vahissent toute la région dorsale. Il s'échappe de la
solution de continuité un liquide ichoreux, fétide,
sanguinolent, d'un blanc sale. L'infortuné Mamel,
dans le but de se débarrasser d'une telle affection,
s'adresse tour à tour aux médecins et chirurgiens de
la contrée, aux sœurs de la Charité, etc. Il serait
trop long, et même inutile d'énumérer tous les topiques dont il fit usage, et qui loin de diminuer son
mal ne faisaient que l'aggraver de jour en jour : une
chaleur âcre et brûlante se fait sentir dans les parties circonvoisines, principalement pendant la nuit,
ce qui le prive des douceurs du sommeil. L'ulcération gagne en profondeur et en étendue; enfin, après
quatre ans de souffrances, le malade vient chercher
un refuge dans l'hôpital Saint-Éloi, de Montpellier,

bien résolu de faire le sacrifice de sa main s'il est jugé nécessaire. Il est reçu dans cette maison le 10 juin 1819.

Examen. Toute la région dorsale de la main droite, depuis son articulation avec l'avant-bras jusques aux articulations des premières phalanges des doigts avec les os du métacarpe, se trouve envahie. Cet ulcère énorme offre un aspect dégoûtant, et répand une odeur infecte ; des débris gangréneux s'y observent çà et là ; les bords en sont pâles, livides, durs, renversés en dehors, de nature lardacée et demi-transparens. La plupart des tendons radiaux externes, extenseurs communs des doigts, extenseur propre du petit doigt, sont complétement à nu, et même détruits, en partie ; les os du métacarpe, ainsi que leur articulation, paraissent sains : le malade ne peut exécuter les mouvemens circulaires ni en fronde, ni ceux d'abduction, ni d'adduction, si ce n'est une flexion et une extension légères : les parties voisines de cet ulcère se trouvent engorgées, et l'inflammation se prolonge assez haut dans l'avant-bras. Le malade paraît étiolé ; sa figure est pâle, sa peau jaunâtre, son appétit dépravé ; le vin seul semble le soutenir. A son entrée, on se contente d'appliquer sur cet ulcère des cataplasmes émolliens, qu'on a la précaution de renouveler trois fois par jour.

Trois jours après l'emploi de ces simples applications locales et d'un régime hygiénique approprié, la lésion ulcéreuse paraît s'être légèrement détergée : les douleurs y sont moins aiguës, et plus supportables ; elles permettent au malade de prendre quelque repos, dont il est privé depuis long-temps.

Le 14 juin, quatrième jour de son entrée, encouragé par cette amélioration, le professeur Lallemand prescrit quatre sangsues à la partie inférieure de l'avant-bras, et six aux parties supérieures des premières phalanges.

Le 16, douleurs moindres ; engorgement de l'avant-bras sensiblement diminué : le malade passe une assez bonne nuit.

Le 17, la plaie, rosacée dans toute sa surface, présente du pus de bonne nature ; les parties gangrénées se sont en parties séparées, et des bourgeons charnus paraissent vouloir les remplacer ; un prurit supportable se trouve substitué aux douleurs lancinantes.

Le 22, l'amélioration est encore plus sensible ; les bords, en partie dégorgés, paraissent plus souples, moins durs, et tendent manifestement vers le centre ; l'ulcère se trouve diminué en étendue.

Le 23, le malade éprouve quelques frissons suivis de chaleur ; il se plaint d'une douleur fixe dans toute la partie interne du bras droit ; le lendemain, cette région est envahie par une rougeur érysipélateuse. (Presc. : diète, cataplasmes émolliens *bis.*)

Le 25, la tension, la chaleur et la rougeur sont plus apparentes.

Le 26, l'érysipèle occupe toute la partie interne du bras et de l'avant-bras, et s'étend jusque sur la partie supérieure et latérale droite du thorax. Somnolence continuelle; face pâle, yeux abattus, traits affaissés; pouls petit et irrégulier.

Le 27, gonflement considérable de tout le bras; mêmes symptômes généraux; plaie blafarde et sans suppuration : la partie inférieure de l'avant-bras présente les caractères de l'érysipèle phlegmoneux. (Presc. : deux vésicatoires, l'un sur le bras, l'autre sur l'avant-bras.)

Le 28, les symptômes de l'affection érysipélateuse sont moins caractérisés; le mieux persiste le lendemain; mais le 30 au matin l'érysipèle phlegmoneux reprend une nouvelle activité; les symptômes généraux s'aggravent. (Presc. : le matin, un large vésicatoire; le soir, second vésicatoire; celui du matin ayant été sans effet.)

Le 1er juillet, point d'amélioration; résolution des forces; face hippocratique; pouls misérable; idées peu suivies; somnolence; tendance du malade à descendre vers le fond du lit; mort la nuit suivante.

Autopsie. Bords de l'ulcère ramollis et dirigés vers le centre; les parties supérieures du côté de l'avant-bras, très-amincies, n'offrent aucune trace d'organisation canééreuse; le tissu cellulaire sous-cutané en est souple, et engorgé d'un peu de sérosité; les bords inférieurs correspondans présentent, dans

certains points, des traces manifestes de l'organisation fibreuse; ailleurs, l'aspect lardacé des tissus
cancéreux. Le bras et l'avant-bras sont infiltrés de
sérosité; rien de remarquable dans les trois cavités ,
si ce n'est un rétrécissement assez considérable dans
le diamètre du canal digestif; l'estomac avait à peine
la capacité d'un fœtus à terme, ce qui nous parut
devoir être rapporté à la petite quantité d'alimens
que le malade prenait depuis long-temps.

Dans l'exposé imprimé que nous avons fait de
cette histoire, n'ayant point alors suffisamment réfléchi sur la liaison qui pouvait exister entre la malaladie qui conduisit Mamel à l'hôpital, et celle à laquelle il a succombé, nous omîmes de parler de cette
dernière complication; cette observation, sous ce
rapport, se trouvait incomplète.

N° XVI.

*Quarante-cinq à cinquante ans, tempérament
irritable, dit nerveux ; ulcère de la face dorsale du
pied, d'une date ancienne, amené à une cicatrisation solide, sous l'influence d'un traitement antiphlogistique : apparition, quelques mois plus tard,
d'un état cachectique qui amène la mort de la malade.*

Une fille attachée à l'hôpital Saint-Eloi, de Montpellier, âgée de quarante-cinq à cinquante ans,
d'un tempérament nerveux très-irritable, portait

depuis six ans une affection ulcéreuse, de nature suspecte, sur la surface dorsale du pied, regardée et traitée comme un ulcère cancéreux par deux médecins distingués de cette ville. La lésion avait l'étendue d'une pièce de six francs ; les bords en étaient renversés, et dans un si mauvais état qu'on eût dit qu'ils avaient été rongés par un animal. Une sanie âcre, fétide, cadavéreuse, suintait de cette ulcération ; des douleurs lancinantes très-rapprochées ne permettaient point à la malade de prendre le moindre repos. Le chirurgien interne de la maison, le docteur Batigne, malgré l'état si peu satisfaisant de cet ulcère, ne désespère point d'obtenir une cicatrisation louable. Il fait partager son espoir à la malade, qui consent à suivre dorénavant ses conseils : on prescrit d'abord des cataplasmes de feuilles de jusquiame, et des bains locaux tièdes composés avec la décoction de la même plante ; un repos absolu et un régime sévère. Au bout de quelques jours de l'emploi de ces moyens, les douleurs deviennent très-supportables ; on applique alors quelques sangsues autour de l'ulcération, dans l'intention de procurer un dégorgement avantageux, ce qui arrive effectivement. Quelques jours après, on revient à une nouvelle application, et cela avec le même avantage. On termine enfin le traitement en substituant aux évacuations sanguines locales, et aux topiques narcotico-émolliens, des lotions légèrement astringentes. Sous l'influence de cette

méthode thérapeutique, l'ulcère, après s'être insensiblement détergé, marcha rapidement vers la
cicatrisation, qui fut parfaite au bout de deux mois.
A cette époque, cette femme paraissait jouir d'une
bonne santé; elle reprit son service dans la maison,
se servant de son pied comme par le passé; mais
vers la fin de décembre de la même année, deux
mois après la guérison de sa maladie, elle tomba
dans un état de langueur et de consomption qui se
termina par la mort, le 21 janvier 1821 (1).

N° XVII.

*Trente-cinq ans; tempérament lymphatico-san-
guin; ulcère de la face dorsale de la main gauche,
traité sans succès par plusieurs topiques; amélioration manifeste sous l'influence des évacuations
sanguines locales et des cataplasmes émolliens;
mais le treizième jour de l'emploi de cette méthode,
apparition d'un violent érysipèle qui se termine
par la gangrène, laquelle réclame l'amputation du
membre; tissu manifestement squirrheux dans la
partie primitivement affectée.*

Un garçon boucher, âgé de trente-cinq ans, d'un
tempérament lymphatico-sanguin, portait depuis
trois ans un ulcère sur la face dorsale de la main

(1) Lorsque nous soumîmes ce fait à l'impression, la malade se trouvait alors guérie de son affection ulcéreuse, et
rien n'annonçait celle à laquelle elle a succombé; nous ne

gauche, survenu à la suite d'une ancienne lésion traumatique. Les remèdes mis tour à tour en usage contre cette affection, loin d'amener une cicatrisation louable, n'avaient fait que l'exaspérer. Elle avait déjà les dimensions d'une pièce de cinq francs; les rebords en étaient durs, demi-transparens; le fond de cet ulcère offrait un aspect noirâtre, avec écoulement d'une sanie âcre et fétide; des douleurs atroces, mais seulement par intervalle, s'y faisaient sentir. Après s'être adressé sans succès à plusieurs praticiens de la capitale, le hasard le conduit enfin chez un de mes amis, auquel j'avais fait part verbalement des résultats heureux ou malheureux des observations précédentes. Ce médecin, charmé de trouver une occasion de mettre en usage cette méthode de traitement, y a recours dans cette circonstance. L'ayant rencontré dix jours après, il me conduisit, sur ma demande, auprès de son malade; c'était le 27 septembre 1821 : l'ulcération offrait un aspect favorable; des bourgeons charnus s'y manifestaient, et ses bords, en partie dégorgés, revenaient manifestement sur eux-mêmes, en s'approchant du centre. Le malade et le médecin ne doutaient plus des heureux résultats du traitement ; celui-ci prescrit en ma présence une troisième ap-

pouvions par suite faire mention de cette circonstance : c'est sous ce dernier point de vue que l'historique de cette observation est incomplet dans l'opuscule dont il vient d'être question.

plication de sangsues, au nombre de dix : elles procurent un dégorgement salutaire, qui donne l'espoir d'une cicatrice prochaine. Trois jours après cette nouvelle application, un érysipèle se déclare; son siége est d'abord à la main, mais il envahit bientôt l'avant-bras et une partie du bras. Les symptômes en sont si intenses que, malgré les moyens mis en usage pour le combattre, il se termine par la gangrène, dont le délabrement est tel qu'on se voit forcé d'avoir recours à l'amputation du membre. L'inspection anatomique de la partie primitivement affectée vint démontrer que c'était une lésion de nature cancéreuse qu'on avait eu à combattre.

Nº XVIII.

Cinquante-deux ans ; tempérament sanguin ; ulcération ancienne de deux pouces de diamètre, située à la partie interne et moyenne de la jambe, guérie par de simples applications narcotico-émollientes, le repos et un régime sévère.

Le sieur Edmon (Joseph), garçon jardinier, âgé de cinquante-deux ans, d'un tempérament robuste, portait depuis cinq ans une lésion ulcéreuse à la partie interne et moyenne de la jambe droite; cette ulcération était survenue à la suite d'un coup violent reçu sur cette partie, et qui donna lieu à une solution de continuité. Edmon, n'en éprouvant dans le principe qu'un prurit peu incommode,

se contenta, pendant deux années consécutives, d'en-
velopper sa jambe avec un morceau de linge; fatigué enfin d'être atteint d'une maladie qui, sans être
douloureuse, le gênait dans les travaux de son état,
le malade s'adressa à un ancien chirurgien du faubourg Saint-Antoine : un mois de pansemens journaliers avec du cérat, d'abord de Galien et puis de
Goulard, aidés d'une compression méthodique de
la jambe, suffirent pour faire obtenir une cicatrice louable. Edmon reste ainsi l'espace d'une année, mais la cicatrice se rompt au bout de cette
époque, et depuis lors elle ne s'était plus opérée.
La maladie livrée à elle-même paraît quelque temps
stationnaire, mais un nouveau coup reçu acciden-
tellement vient lui donner une nouvelle impulsion
très-préjudiciable. A dater de cette dernière époque,
l'affection locale gagne progressivement en longueur
et en profondeur, faisant éprouver au malade de
vives douleurs. Plusieurs topiques secrets sont mis
en usage sans la moindre amélioration. Enfin, le
9 juillet dernier, après un an et demi de souffrance,
le malade vient réclamer nos soins.

L'ulcère avait l'étendue de plus de deux pouces
et demi de diamètre; les bords et les parties environnantes étaient d'une épaisseur et d'une dureté
remarquables; sa surface, d'un rouge sale, fournis-
sait une matière sanguinolente et fétide; un sentiment intolérable de brûlure privait le malade de
prendre du repos. Sa constitution, au reste, parais-

sait peu altérée, quoiqu'il prétendît avoir beaucoup perdu de son embonpoint ordinaire.

Je recommande au malade de garder le lit ; d'appliquer matin et soir, non-seulement sur l'ulcération, mais même sur les parties environnantes, des cataplasmes de farine de graine de lin cuite dans une décoction de racines de guimauve et de feuilles de morelle ; de ne prendre pour toute nourriture que de légers potages, et pour boisson une décoction d'orge et de chiendent, édulcorée avec du sirop dépuratif. Bientôt les douleurs cessèrent, les duretés se ramollirent, et la surface de l'ulcère fournit un pus bien conditionné. A cette époque, j'appliquai sur l'ulcération, tout en continuant les cataplasmes seulement émolliens, un plumasseau enduit d'onguent de styrax. Le fond de l'ulcération se couvre de bourgeons charnus vermeils ; la cicatrice s'annonce et fait des progrès rapides ; lorsqu'elle fut complétement opérée, et que l'engorgement chronique des parties environnantes fut en grande partie dissipé, j'enveloppai pendant quelques jours la jambe avec des compresses trempées dans de l'eau blanchie par l'acétate de plomb.

Les faits contenus dans cette troisième section sont dignes de remarque : on y voit des maladies offrant une grande identité avec les ulcérations cancéreuses, qui se trouvent transformées, en peu de jours, en ulcères les plus bénins. En vain l'étendue de quelques-unes de ces ulcérations, leur forme

circulaire avec perte de substance, leur ancien-
neté, etc., paraissent autant de circonstances peu
propres au travail de la cicatrisation ; ces circonstances disparaissent sous l'influence de la méthode
thérapeutique mise en usage, et l'inflammation, devenue de bonne nature, donne lieu à une suppuration louable, à un dégorgement avantageux, enfin
aux phénomènes réguliers de la cicatrisation. Mais
ici se présente la même question que nous nous
sommes déjà faite dans les sections précédentes, savoir : les lésions guéries se trouvaient-elles de véritables ulcérations cancéreuses? Outre l'induction
contraire, qui découle des faits non moins nombreux où le scalpel est venu démontrer, d'une manière non équivoque, la dégénérescence cancéreuse,
la lecture des affections traitées avec succès semble nous faire connaître leur nature. Les n°s 11 et 13
présentent des ulcérations irritées par un régime
contraire et des applications intempestives ; doit-
on, d'après cela, être étonné que l'usage des sangsues, des émolliens, du repos, etc. etc., ait bientôt
changé la qualité de la suppuration et procuré une
cicatrisation solide? Quant au n° 12, n'est-on point
fondé à regarder la maladie qui s'y trouve décrite,
plutôt comme une ulcération syphilitique que cancéreuse? l'habile praticien entre les mains duquel
le malade se trouvait sentit si bien cette vérité, que,
dans sa seconde rechute, il insista de préférence
sur le traitement mercuriel, regardant le premier

comme insuffisant et la seule cause de l'apparition de la nouvelle maladie. Nous nous dispenserons d'entrer dans quelques détails sur le n° 18, dont l'affection, malgré les symptômes peu favorables qu'on y observe, ne peut guère être considérée que comme un ulcère calleux qu'aggravaient la continuation des causes productrices et l'éloignement de toute précaution hygiénique. Les faits, au reste, mentionnés dans les sections suivantes ne doivent point être perdus pour la solution de la question qui nous occupe, puisque les maladies qu'on y décrit sont considérées, avec raison, comme la première période des lésions cancéreuses. Or, nous verrons que dans plusieurs circonstances, qui en apparence paraissent analogues, la même méthode thérapeutique a eu des succès variés, et que quelquefois même elle a été évidemment nuisible, en donnant lieu à des phlegmasies insidieuses, ou en retardant une opération chirurgicale dont les suites seraient peut-être devenues moins funestes. Remarquons surtout que la dégénérescence a été manifeste dans tous les cas où le traitement a échoué, et qu'il a été permis de vérifier, le scalpel en main, la véritable nature des lésions. Nous avons été induits à conclure de ces données pratiques, que là où la même méthode thérapeutique avait eu des résultats plutôt funestes qu'avantageux, la nature des lésions devait aussi être différente, quoique les caractères extérieurs en fussent les mêmes. Une induction analogue découle des faits mentionnés : ce qui devrait la faire admettre sans autre discussion.

Fondé sur l'ensemble de ces considérations, il nous paraît bien démontré que les quatre maladies que nous venons de passer en revue ne peuvent rationnellement être considérées que comme des phlegmasies chroniques mal traitées, ou des lésions syphilitiques anciennes, qui, par cela même, ont dégénéré en ulcères de nature plus ou moins suspecte. Il résulte de cette assertion, qu'on a dû fréquemment prendre pour des ulcérations cancéreuses ce qui n'était que des affections de nature bien différente. Cette circonstance, en faisant croire à la guérison radicale de ces maladies, autorisait l'admission d'un cancer purement local, et fortifiait l'opinion de ceux qui considèrent l'inflammation chronique comme la seule cause prochaine de ces affections désorganisatrices.

Nous avons fait observer que les lésions traitées avec succès avaient offert localement la plupart des symptômes des ulcérations cancéreuses; mais réfléchissons d'une autre part sur les accidens graves que le même traitement paraît avoir provoqués chez les individus atteints de véritables cancers. Des résultats aussi positifs ne semblent-ils point démontrer que, dans ces derniers cas, cette méthode de traitement présente plutôt des inconvéniens que des avantages? On objectera peut-être que les lésions dont se trouvaient affectés les individus relatés sous les n⁰ˢ 14 et 15 avaient trop détérioré leur constitution pour pouvoir espérer quelque succès. Leur face grippée et terreuse ; la couleur de leur peau, jointe à la chaleur contre nature et à sa sécheresse ; le pouls misérable ; l'engorgement des glanglions de l'aisselle ; tout, en un mot, n'annoncerait-il point qu'il n'existait aucune ressource contre un tel délabrement ? Ce raisonnement ne fait que reculer la question, sans même l'aborder. Ce n'est point la mort de ces individus qui a lieu de nous surprendre, mais bien l'apparition de la nouvelle phlegmasie à laquelle l'un et l'autre ont succombé. Personne, certes, n'osera contester qu'une maladie si fréquemment funeste puisse laisser quelque espérance lorsqu'elle vient envahir des constitutions ruinées par de longues et violentes souffrances. C'est donc la complication survenue pendant le traitement, et au moment même où celui-ci paraissait devenir avantageux ; c'est, dis-je, cette funeste complication qui mérite de nous arrêter quelques instans. Doit-on l'attribuer à la méthode thérapeutique employée, ou n'est-elle qu'accidentelle et comme survenue par hasard ? On ne peut se permettre que de simples suppositions sur ce sujet ; cependant, comme la résolution de ce problème doit avoir une utilité pratique importante, nous l'examinerons dans l'intérêt seul de la science et de l'humanité, et non dans l'intention d'une critique déplacée.

Que nous présentent localement à leur entréc les

deux individus dont il est ici question? 1º Un ulcère cancéreux, l'autopsie l'a démontré; 2º un engorgement inflammatoire des parties ambiantes, suite de l'irritation entretenue par la lésion elle-même. Mettons en parallèle les résultats appréciables du traitement employé : amélioration sensible, sous la seule influence des topiques émolliens; résolution partielle des bords de ces ulcérations, immédiatement après les effusions sanguines locales; apparition simultanément d'une affection érysipélateuse de mauvaise nature, à laquelle les malades succombent en peu de jours. Tels sont les principaux phénomènes de ces deux faits cliniques : cherchons à nous en rendre raison.

Les premiers topiques émolliens employés durent calmer l'état d'éréthisme nerveux et d'engorgement inflammatoire, et contribuer ainsi à déterger les lésions ulcéreuses : de là l'amélioration survenue dès le début. L'application réitérée de sangsues, loin de combattre le mouvement fluxionnaire sanguin ambiant, ne semble-t-elle point propre à le favoriser, par suite de l'irritation immédiate que leurs piqûres déterminent localement? C'est du moins à cette surirritation que nous croyons devoir en partie rapporter le développement de l'érysipèle. Mais, dira-t-on, la nouvelle phlegmasie ne commença à se déclarer qu'après un changement avantageux dans l'aspect de ces ulcérations, et un dégorgement ou une absorption manifeste d'une partie de leurs bords, double amélioration qui parut être provoquée par les effusions sanguines elles-mêmes. Pour expliquer ces divers phénomènes, contradictoires en apparence, on pourrait admettre plusieurs suppositions, qui toutes seraient plus ou moins problématiques. Nous nous arrêterons à la suivante comme celle qui nous présente le plus grand degré de probabilité, et qui cadre le mieux avec l'observation clinique et l'anatomie pathologique. Outre l'engorgement inflammatoire ambiant, remarquable à la seule inspection, nous sommes porté à reconnaître dans les bords de ces deux ulcères, des parties non encore désorganisées, mais simplement engorgées d'une manière particulière; engorgement qui se confondait avec la lésion cancéreuse, de manière à être inconnu pendant la vie (1). Il est aisé de préjuger que cette supposition, dont nous prouverons ailleurs la validité, entraîne l'idée de deux lésions

(1) Nous démontrerons, dans la partie théorique de notre second Mémoire, que l'espèce d'*engorgement* dont il est ici question n'est point une hypothèse, ainsi qu'on serait porté à le croire, mais qu'il existe réellement, tantôt isolé, tantôt combiné avec les affections cancéreuses, dont il peut être considéré comme la première période. Un tableau prototype que nous tracerons le fera distinguer des inflammations chroniques et des lésions réellement cancéreuses, avec lesquelles on le confond si souvent. L'art peut combattre avec succès ces engorgemens, et s'opposer peut-être par là au développement des lésions vraiment cancéreuses.

essentiellement différentes : l'une d'elles aurait cédé aux évacuations sanguines locales, tandis que l'autre, incapable d'une aussi prompte résolution, s'en serait trouvée surirritée. De là cette différence anatomique que nous avons rencontrée dans les bords de ces ulcérations. Nous ne nions cependant point, ainsi que nous allons le démontrer, la possibilité de la résolution des tissus cancéreux; il est possible qu'elle ait eu lieu dans ces deux circonstances. Peut-être même un commencement de résolution a-t-il coopéré au développement de l'érysipèle phlegmoneux, en transportant dans les vaisseaux lymphatiques du bras, et par suite dans la masse des humeurs, un liquide étranger et de mauvaise nature [1].

Nous ignorons quel degré de confiance on peut accorder à ces suppositions; mais convenons qu'il ne paraît guère probable que ces complications soient l'effet de causes fortuites et absolument étrangères à la méthode de traitement. Nous ne pouvons qu'être convaincus de cette vérité, si nous joignons aux deux faits dont il vient d'être ques-

[1] En admettant la supposition que nous venons de faire, on peut penser que la résolution ou le dégorgement des parties cancéreuses, et la nouvelle suppuration qui en fut la conséquence, en changeant trop brusquement le mode vicieux des propriétés vitales, dut imprimer une funeste secousse aux parties lésées, et coopérer par là au développement de la nouvelle phlegmasie.

tion l'observation 17e, dont les résultats cliniques offrent de si nombreux points de contact avec ceux que nous venons d'énoncer. On ne peut point ici alléguer le délabrement de la constitution de l'individu qui en fait le sujet : toutes les fonctions vitales et organiques s'exécutoient suivant le but de la nature, et, à l'affection locale près, il paraissait jouir d'une santé parfaite. D'où peut donc provenir chez lui le développement de cette funeste phlegmasie, si ce n'est de l'influence directe du traitement, et parce que dans cette circonstance, comme dans les précédentes, on avait à combattre une véritable lésion cancéreuse? Les modifications survenues dans les érysipèles doivent évidemment être rapportées à la différence de constitution et aux positions respectives des individus qui en furent atteints. Nous voyons donc également ici le concours des mêmes causes amener des résultats absolument identiques. Certes les observations sont trop nombreuses et les effets trop constans pour se refuser d'admettre la liaison que nous nous efforçons de faire reconnaître.

D'autres considérations non moins importantes se présentent à la lecture des mêmes faits où le traitement a échoué. On ne peut point ici méconnaître la nature des lésions : l'aspect des ulcères pendant la vie des individus la faisait fortement soupçonner; le diagnostic a été mis hors de doute après leur mort. Les bords des ulcérations ont présenté sur certains points le tissu squirrheux mêlé de matière encéphaloïde; sur d'autres, un simple engorgement sans destruction des parties affectées. Les résultats de cette inspection anatomique, comparée à l'uniformité, du moins apparente, des symptômes locaux offerts par les malades, paraissent au premier abord manifestement démontrer la résolution ou le dégorgement d'un des tissus que nous venons d'énoncer. En réfléchissant, néanmoins, qu'il est de toute impossibilité que des parties de l'économie vivante complétement désorganisées, ou transformées en des tissus nouveaux, puissent en aussi peu de temps revenir à leurs types naturels, on doit en conclure que les tissus ramenés à leur organisation première n'avaient point encore changé de nature, mais se trouvaient simplement engorgés d'une manière particulière. Peut-on induire de là que le squirrhe n'est point un tissu de nouvelle formation, ni une véritable dégénérescence, dans le sens rigoureux qu'on attache à ce mot en anatomie pathologique, mais un engorgement *sui generis*, susceptible de la contracter? Comme nous démontrerons dans notre second Mémoire que cette opinion ne peut point être rigoureusement soutenue, et que c'est une erreur inventée dans le but de lier les faits à des hypothèses ingénieuses, il en résulte que l'engorgement susmentionné devait exister pendant la vie des individus, de concert et intimement uni aux lésions trouvées après leur mort. Cet état pathologique que nous venons de considérer comme une supposition dans l'article précédent, acquiert dans celui-ci un commencement de probabilité : son existence réelle nous sera prouvée ailleurs d'une manière irréfragable.

On ne peut donc point rigoureusement se servir de ces deux faits pour prouver la résolution des tissus cancéreux. La possibilité de cette résolution dans d'autres circonstances n'a cependant rien qui puisse nous étonner. L'observation n° 16 semble venir à l'appui de cette assertion : nous n'avons point ici, à la vérité, une preuve mathématique que l'ulcère dont il y est fait mention fût une véritable lésion cancéreuse; mais, à l'inspection anatomique près, tout semble se réunir pour nous en faire apprécier la nature. Nous ne voulons cependant rien préjuger sur ce fait, nous réservant le droit de discuter plus amplement ce point important de médecine pratique; nous nous contenterons seulement de faire ici remarquer l'état de marasme dans lequel la malade succomba quelques mois après la cicatrisation de cet ulcère; marasme qui nous paraît se lier à cette même cicatrisation. Notons ce résultat clinique, dont nous nous servirons ailleurs.

Quelles que soient, au reste, les opinions théoriques que l'on puisse déduire de l'ensemble des faits contenus dans cette section, et sur lesquelles nous reviendrons plus tard, on n'en devra pas moins rigoureusement tirer les inductions pratiques suivantes, qui en découlent naturellement.

1° De toutes les méthodes de traitement mises en usage jusqu'à ce jour contre les ulcérations cancéreuses ou présumées telles, la méthode antiphlogistique est celle qui peut offrir aux praticiens les plus grands avantages, comme moyens palliatifs, peut-être même comme moyens curatifs [1]; c'est ce qui résulte des observations n°s 11, 12, 13, 18.

2° Lorsque les ulcérations sont anciennes, et quelles occupent une grande surface, on ne doit avoir recours aux évacuations sanguines locales qu'avec la plus grande circonspection, surtout si ces lésions présentent l'ensemble des symptômes locaux qu'on regarde comme caractéristiques des ulcérations cancéreuses. (*Voyez* les observations n°s 14, 15, 16.)

3° Il est prudent, dans ces derniers cas, d'insister seulement sur les applications émollientes ou narcotiques, les bains généraux, les légers laxatifs, et surtout sur une diète rigoureuse.

4° Si le concours de ces moyens employés méthodiquement n'offre point des résultats satisfai-

---

[1] Nous spécifierons ailleurs les cas où cette méthode de traitement peut être employée avec espérance de succès, et ceux où il serait à craindre qu'elle devînt plutôt nuisible qu'avantageuse. Nous engageons nos lecteurs à ne rien préjuger sur cette matière jusqu'à la publication de notre second Mémoire.

sans, on doit les abandonner, et en venir à l'opération, si le siége du mal et l'état du malade offrent
des chances favorables.

§ IV.

Tumeurs suspectes de la glande mammaire.

N° XIX.

*Trente-quatre ans ; engorgement du sein droit,
survenu à la suite d'une suppression menstruelle
subite, offrant quelques symptómes extérieurs du
squirrhe de cette glande : guérison de la malade
au bout de deux mois de traitement.*

Une femme de trente quatre ans, jardinière,
veuve depuis quelques années, d'un tempérament
pléthorique, vint nous consulter, le 3 mai 1822,
pour une tumeur de la glande mammaire droite,
du volume d'un gros œuf de poule. D'après le rapport de la malade, cette tumeur datait déjà de cinq
ans, et paraissait avoir eu pour cause une suppression menstruelle subite, résultat d'une chute dans
un fossé rempli d'eau. Après deux mois de suppression, le flux menstruel reparaît comme à l'ordinaire ; mais cette dame remarqua pour la première
fois dans le sein droit une petite tumeur, de la
grosseur d'une noisette, qui mit l'espace de quatre

années à acquérir les dimensions susmentionnées. Pendant la longue période de son accroissement successif, la tumeur resta presque constamment indolente ; ce ne fut qu'à la suite d'un coup reçu sur cette région que des douleurs assez vives s'y firent sentir, et se renouvelèrent à chaque période menstruelle. Cet état persista huit à dix mois, sans entraîner d'autres inconvéniens : vers cette époque, les douleurs devinrent plus vives et beaucoup plus rapprochées, sans cependant que le volume de la tumeur parût acquérir de nouvelles dimensions. La malade perdit le sommeil et l'appétit; son moral s'affecta au point qu'elle crut être déjà la victime d'une maladie incurable.

Examen. La tumeur occupait toute la mamelle; elle était formée par la réunion de tumeurs partielles, dont quelques-unes semblaient adhérer à la peau. La couleur de ce dernier tissu était d'un rouge obscur, parsemé de taches bleuâtres; dureté assez grande ; compression très-douloureuse : rien autre de particulier.

Tel était l'état de cette femme lorsqu'elle nous fut présentée : nous proposons le traitement antiphlogistique local.

Les premières applications des sangsues employées de concert avec les bains généraux, les cataplasmes émolliens, les boissons délayantes et le régime ayant procuré des résultats avantageux, nous insistons sur l'emploi de ces moyens pendant deux mois consécutifs, au bout desquels la malade se voit complétement débarrassée d'une affection dont elle n'osait point espérer une guérison radicale. Cette mamelle se trouve aujourd'hui dans une situation telle, qu'on aurait de la peine à distinguer laquelle des deux a été affectée. Le nombre de sangsues dont nous avons fait usage dans le cours de ce traitement a été de soixante-quinze; la première application fut de quinze, la seconde de douze, la troisième de quinze : les suivantes n'ont point dépassé celui de dix.

N° XX.

Nous avons eu occasion de voir dans une autre circonstance cette application réitérée des sangsues devenir funeste chez une fille de quarante-cinq ans, qui portait au sein droit, depuis plusieurs années, une tumeur dure, indolente, mobile, sans changement de couleur à la peau, ni apparence de vaisseaux variqueux. Après l'emploi des bains généraux, on appliqua, à huit jours d'intervalle, douze sangsues chaque fois, et quelques jours après dix-huit autres; la tumeur paraissant être devenue moins dure, on plaça de nouveau douze sangsues. Les piqûres des précédentes ne se trouvant point encore guéries, et plusieurs ayant pris à ces mêmes endroits, elles déterminèrent de petits phlegmons dont l'irritation se propagea jusqu'à la glande : celle-ci devint bientôt le siége d'une vive fluxion, qu'une

abondante saignée, des pédiluves sinapisés, des lavemens laxatifs, des fomentations émollientes locales
et un régime rigoureux ne purent empêcher de se
terminer par la suppuration. L'engorgement chronique de la mamelle augmenta; des adhérences se
formèrent avec la peau qui recouvrait la tumeur,
ainsi qu'avec les parties contiguës; la malade, se
trouvant dans un état déplorable, entra dans un
hospice, où elle mourut trois mois après, des suites,
probablement, de l'inflammation causée par l'application des sangsues.

A côté de cette observation nous en placerons
une dont les symptômes alarmans offraient peu d'espoir de guérison au moment où l'on soumit la malade au traitement précité. Le résultat ne fut cependant point équivoque. Ce fait, au reste, se trouve
consigné au nombre des cures que nous avons publiées dans l'écrit déjà mentionné.

Nº XXI.

*Cinquante-deux ans; constitution sanguine; tu-
meur du sein gauche, offrant les symptômes qu'on
regarde comme les plus caractéristiques des affections cancéreuses de la glande mammaire; guérison de la malade, au bout de deux mois de traitement.*

Madame X., âgée de cinquante-deux ans, d'une
constitution robuste, et issue de parens sains, mais

chez laquelle la cessation de ses menstrues avait été assez pénible, ressentit, vers la fin du mois d'août 1819,
quelques douleurs passagères à la mamelle gauche,
qui lui causèrent peu d'inquiétude. A dater de cette
époque, ces douleurs se reveillèrent de manière à
affecter le type périodique ; vers la fin de février
de l'année suivante, cette dame remarqua, à l'endroit où la douleur était ordinairement la plus vive,
une tumeur ovale, de la grosseur d'une noisette,
dont la base avait peu d'adhérence aux parties contiguës. Cette tumeur augmenta insensiblement de
volume, et dans l'espace de trois mois elle avait
acquis les dimensions d'un œuf d'oie ordinaire. Elle
était assez dure, inégale, bosselée, sans fluctuation
apparente sur aucun point, et faisant éprouver à la
malade, par intervalles, des douleurs lancinantes,
mais dont l'effet se trouvait très-passager. La peau
qui la recouvrait était polie, luisante, sillonnée par
quelques vaisseaux variqueux : c'est à cette époque seulement qu'elle crut devoir s'adresser à son chirurgien
ordinaire, une pudeur mal entendue l'ayant privée
de réclamer plus tôt les secours de l'art. Le moral
de cette dame paraissait très-affecté ; elle se croyait
déjà la victime d'une maladie affreuse, dont elle
n'ignorait point les funestes résultats. Cette idée
l'occupait nuit et jour ; la tumeur se trouvait placée horizontalement sur la partie latérale externe
de la mamelle, et semblait vouloir gagner les glandes
du creux de l'aisselle.

L'âge de la personne, la manière dont s'était développée cette tumeur, les circonstances qui l'accompagnaient, font porter au chirurgien le même diagnostic. Celui-ci cependant s'empare de l'esprit de la malade, et cherche à calmer son moral par tous les moyens possibles. Des frictions matin et soir sur la partie affectée, avec des lotions sédatives alcoolisées, sont d'abord prescrites. La tumeur paraît rester stationnaire; mais les douleurs, loin de se calmer par ces topiques, n'en deviennent que plus intenses et plus rapprochées. Vers le centre, la peau s'amincit insensiblement, et enfin se perfore en forme de crevasse, laissant échapper un léger suintement d'une matière purulo-sanguinolente, laquelle acquit en peu de jours une odeur désagréable. Le moral de la malade s'affectait de plus en plus; elle prenait très-peu de repos et son appétit disparaissait de jour en jour : un amaigrissement sensible était la conséquence d'une situation semblable. D'autres topiques furent tour à tour employés, mais sans succès.

Un nouveau chirurgien, appelé alors en consultation, ne vit d'autre ressource que dans la seule ablation de la tumeur, à laquelle la malade se trouvait très-peu disposée. C'est à cette époque, correspondante au mois de juillet de la même année, que nous reçûmes une lettre de son fils, dans laquelle on nous prioit de lui désigner le chirurgien de Montpellier que nous regardions comme le plus capable d'entreprendre l'opération : dans notre réponse, tout en satisfaisant à son désir, nous lui conseillâmes de soumettre auparavant sa mère à un traitement local antiphlogistique, comme l'ayant vu assez souvent réussir dans des cas analogues. D'après cet avis, des cataplasmes faits, tantôt avec de la farine de graine de lin dans du lait, et tantôt avec une décoction de racines de guimauve, d'une tête de pavot, d'une poignée de feuilles de jusquiame et d'une quantité suffisante de mie de pain, furent appliqués sur la tumeur. On avait soin de les renouveler toutes les quatre heures, pour ne point leur donner le temps de refroidir. Chaque trois ou quatre jours, on appliqua quelques sangsues autour de l'induration, et on favorisait l'écoulement du sang pendant une couple d'heures. La malade s'étant assez bien trouvée, dès le principe, de cette méthode de traitement, y insista avec persévérance : peu à peu les douleurs locales disparurent ; le sommeil et l'appétit revinrent ; le dégorgement de la tumeur s'opéra ; la cicatrisation des crevasses eut lieu, et, dans l'espace de deux mois, elle se vit complétement délivrée de sa fâcheuse maladie. Cette cure surprit d'autant plus, qu'on était loin de s'y attendre.

Pendant le cours de l'année 1821 nous avons été à même d'observer, en suivant la pratique des divers hôpitaux de la capitale, plusieurs faits offrant une grande analogie avec les précédens, sous le rapport du siége de la maladie, de la nature des symptômes et du traitement mis en usage. Ne les ayant point recueillis avec tous les détails qu'ils pouvaient mériter, nous nous contenterons d'en narrer les principaux phénomènes (1).

N° XXII.

Trente-trois ans ; tempérament sanguin ; tumeur au sein gauche, depuis environ deux ans, avec accroissement progressif et douleurs lancinantes rapprochées; les autres symptômes extérieurs suspects en apparence, mais sans ulcération; cause du premier développement inconnue à la malade. Les vives douleurs qu'elle éprouvait et son tempérament engagèrent le praticien à avoir recours, seulement comme moyens palliatifs, aux évacuations sanguines locales, et à un régime approprié. Une amélioration manifeste en ayant été la conséquence, on y insista; la résolution de cette tumeur fut complète au bout de six semaines.

(1) Crainte d'offenser les médecins qui se trouvent à la tête de ces établissemens, nous croyons devoir passer sous silence le nom de ceux dans la pratique desquels nous avons observé ces faits; nous en ferons de même pour toutes les observations puisées dans les mêmes sources, que nous aurons occasion de rapporter par la suite. Nous osons espérer qu'on nous saura gré de notre procédé, et que l'on ne s'en servira point pour calomnier nos intentions.

8.

Nº XXIII.

Quelques mois plus tard, une femme de quarante-six ans fut reçue dans une des salles du même praticien : sa situation se rapprochait beaucoup de celle du numéro précédent; seulement le flux périodique avait chez elle cessé de couler depuis près de deux ans. C'est à cette cause qu'elle rapportait l'apparition de la maladie. Soumise au même traitement, elle s'en trouve d'abord assez bien; les douleurs vives et lancinantes qu'elle éprouvait dans la partie affectée diminuèrent d'intensité : le volume de la tumeur néanmoins ne changea point. On alterne les évacuations sanguines avec quelques légers laxatifs, et on prescrit un régime sévère, le tout encore sans résultat avantageux pour le but qu'on se propose. Enfin, après plus de six semaines d'un traitement infructueux, on fait consentir la malade à l'ablation de sa tumeur, dont les suites furent heureuses. Nous ignorons si la maladie s'est reproduite, n'ayant point eu occasion de revoir cette femme depuis sa sortie de l'hôpital.

La dissection anatomique de la tumeur, faite immédiatement après son ablation, offrit réunis les tissus fibreux et lardacés parsemés de quelques points dont la dégénérescence paraissait moins évidente; on attribua ce dernier phénomène à un commencement de résolution, ce qui était loin d'être démontré.

N° XXIV.

Cinquante-neuf ans ; tempérament mixte, connu sous le nom de lymphatico-sanguin ; volume de la tumeur considérable, offrant au tact l'impression d'un corps presque mou dans certains endroits, et rénitent ailleurs. Engorgement sympathique de plusieurs glandes de l'aisselle ; *facies* de la malade souffrant. L'emploi de cette méthode thérapeutique échoua complétement contre cette maladie, quoique suivie avec persévérance pendant plus de deux mois et demi. La malade se trouvait alors dans un état tel qu'on n'osa point entreprendre l'opération, la regardant comme inutile. Elle mourut en effet quelques semaines après, dans un état de marasme affreux et avec tous les symptômes propres à la cachexie cancéreuse. Occupés ailleurs, nous n'assistâmes point à l'ouverture de son cadavre ; mais nous apprîmes d'un témoin oculaire digne de confiance, que plusieurs tumeurs vraiment cancéreuses avaient été trouvées dans le mésentère, et que ce que nous avions pris pour un engorgement des ganglions lymphatiques était de véritables corps cancéreux isolés, environnés d'une couche assez dense de tissu cellulaire qui les séparait des ganglions sains. Quant à la tumeur de la mamelle, elle se trouvait formée par le tissu squirrheux à divers degrés de ramollissement.

N° XXV.

Quarante-huit ans; tempérament sanguin, constitution robuste; suppression totale des règles depuis dix-huit mois. Cinq mois après cette suppression naturelle, apparition d'une petite tumeur à la mamelle droite. Quinze jours auparavant, cette femme avait reçu un coup assez fort sur cette partie. Progrès rapides de la tumeur, accompagnés de douleurs violentes; formation d'adhérences qui la rendent immobile. Entrée à l'hôpital à cette époque, et traitée par la même méthode thérapeutique, cette femme se rétablit en peu de jours, et sortit de la maison parfaitement guérie.

Quelles inductions pratiques retirerons-nous de la série nombreuse de faits que nous venons de passer en revue? La plupart nous présentent les symptômes qui caractérisent le cancer occulte de certains auteurs, ou le véritable *squirrhe*, pour nous servir d'une expression reçue en anatomie pathologique. Dans plusieurs d'entre eux néanmoins les résultats du traitement ne sont point équivoques, et l'honneur de ces cures lui appartient évidemment. Sans nous arrêter aux n°s 19, 22 et 25, il nous suffira de rappeler le n° 21, comme l'exemple le plus remarquable, surtout avec l'idée où l'on est généralement de l'incurabilité des lésions qui offrent l'ensemble des symptômes des affections cancéreuses.

Le développement insidieux de la maladie qui en fait le sujet ; sa marche progressive, mais lente ; le haut degré où elle était parvenue ; l'âge de la malade ; l'opinion de deux praticiens distingués ; tout en un mot semble se réunir pour nous en faire présager la nature. En vain cherche-t-on à la combattre par tous les moyens que l'art préconise, la tumeur n'en continue pas moins sa marche, et parvient enfin à une période où l'ablation paraît la seule ressource à lui opposer. Appuyés sur l'ensemble de ces considérations, que nous avons à dessein présentées dans leur plus beau jour, devons-nous affirmer, sans crainte d'être induit en erreur, que l'on a guéri en pareille occurrence une véritable tumeur cancéreuse ? Une telle induction ne nous paraît point résulter de ce fait, ni d'aucun de ceux que nous venons d'énoncer ; et lors même que les annales de la science posséderaient une masse de faits analogues, si décisifs en apparence, ou n'en pourrait rien conclure de positif sur cette question, moins encore sur l'étiologie des lésions vraiment cancéreuses. Plusieurs raisons, puisées dans l'observation clinique et l'anatomie pathologique, s'y opposent formellement. Nous nous contenterons de mentionner ici les deux suivantes : elles nous paraissent combattre victorieusement la masse de probabilités que nous venons d'énoncer. 1º Nous avons vu plusieurs fois enlever des tumeurs du sein, offrant avant l'opération le même appareil de symptômes, et cependant l'inspection anatomique de ces tumeurs, en dessillant les yeux des praticiens, venait prouver manifestement qu'on avait été dans l'erreur (1). Cet ensemble de symptômes ne peut donc point être considéré comme vraiment caractéristique des tumeurs cancéreuses du sein. 2° On voit, d'une autre part, dans le cours de ce travail, une série nombreuse de faits, où, le traitement antiphlogistique n'ayant point réussi, la même inspection venait au contraire démontrer la présence des tissus cancéreux, de manière à ne pouvoir les méconnaître. Malgré l'identité des symptômes, susceptibles d'être appréciés par nos sens, des résultats si opposés ne donnent-ils point le droit de soupçonner une différence dans la nature des lésions auxquelles ces divers malades se trouvaient en proie? Ne portent-ils point à crore qu'il ne devait exister, dans les cas où la guérison a été obtenue, qu'une fausse apparence de cancer? Mais, dira-t-on, quelle pouvait donc être la nature de l'affection relatée sous le n° 21? Nous l'ignorons; cependant une lecture attentive de ce fait, et la connaissance de quelques lois physiologiques chez le sexe, paraissent nous l'apprendre.

(1) Nous aurons occasion de mentionner ces faits dans notre second Mémoire, ce qui doit nous dispenser d'entrer ici dans de plus grands détails; qu'il nous suffise de savoir que le scalpel n'a pu démontrer dans ces tumeurs la moindre trace des tissus qu'on s'attendait à y trouver.

Personne n'ignore les rapports sympathiques qui existent entre l'utérus et les glandes mammaires. La suppression naturelle des règles, par la secousse qu'elle détermine assez fréquemment dans la constitution de la femme, augmente momentanément ses rapports : c'est surtout ce qui est remarquable dans le fait qui nous occupe. Quelque temps après la cessation du flux menstruel, on voit le sein de cette dame devenir, *tous les mois*, le centre d'une irritation qui est assez forte pour donner lieu à des douleurs sensibles : ces irritations périodiques, correspondant probablement aux anciennes époques menstruelles, durent amener un commencement d'engorgement des vaisseaux de la glande ; celle-ci augmenta de volume à chaque nouvelle irritation : de là le développement mentionné. Des praticiens, d'ailleurs très-recommandables, croyant y voir les symptômes d'un cancer occulte, cherchent à favoriser la résolution de cette tumeur par des topiques désignés sous le nom de *fondans*, unis à des narcotiques. L'affection, loin de se calmer, fait des progrès de plus en plus alarmans, et parvient ainsi, en peu de temps, à une période où l'ablation semble la seule ressource à lui opposer. Présentée sous ce point de vue, devons-nous trouver étonnant que cette lésion ait cédé avec facilité au dernier traitement mis en usage? Ne serait-t-on pas même porté à croire que la résolution s'en serait insensiblement opérée, sans le secours des évacuations san-

guines locales, si seulement ou eût eu la précaution, dans le principe, d'éloigner les causes irritantes, et de calmer l'éréthisme général par l'usage
des bains, des boissons et d'un régime approprié?
Quoi qu'il en soit, la rapidité avec laquelle elle
tendait vers la dégénérescence sous l'action de ces
causes, et sa marche rétrograde aussitôt l'influence
d'un traitement calmant et antiphlogistique, n'en
sont pas moins des phénomènes à noter; ils nous
font apprécier la terminaison funeste que certaines
tumeurs inflammatoires peuvent affecter.

Nous ne nous sommes aussi longuement étendu
sur ce fait, que parce que ce qui en a été dit peut
également s'appliquer aux autres lésions de la même
espèce, dont les heureux résultats du traitement
mis en usage pourraient induire à de fausses conséquences. Il est facile de voir, d'après ces considérations, que tout ce qu'il est permis d'en conclure,
c'est que des tumeurs des glandes mammaires, offrant l'ensemble des symptômes locaux du cancer
de cette glande, sont susceptibles de guérir radica-
lement sous l'influence de l'emploi simultané et
méthodique des moyens antiphlogistiques.

Arrêtons-nous un instant sur les autres observations, dans lesquelles le même traitement a complétement échoué. En les parcourant on ne peut
qu'être frappé de la concordance qui existe entre
les résultats cliniques et ceux mentionnés dans la
section précédente. Ce rapport est surtout remar-

quable dans l'observation n° 20. D'où peut en effet provenir chez cette femme le développement de la nouvelle phlegmasie, dont les suites lui devinrent si funestes? La rapporterons-nous exclusivement à l'application réitérée, et peut-être trop peu méthodique, des sangsues? Cette cause, sans doute, peut y avoir contribué; mais elle ne nous paraît pas l'unique. Les faits que nous avons rapportés dans la section précédente, et cette identité de résultats, ne porteraient-ils point à penser que cette inflammation a été favorisée par quelque autre cause subordonnée à l'affection squirrheuse, ou inhérente à la constitution des individus qui font le sujet de cette discussion. Quelle que soit, au reste, la valeur de cette supposition, les avantages que les praticiens peuvent retirer de cette méthode de traitement sont trop au-dessus des inconvéniens pour négliger d'y avoir recours dans des cas analogues : les insuccès doivent seulement porter l'homme de l'art à le faire avec prudence et discernement.

FIN DU PREMIER MÉMOIRE.

Nota. Plusieurs fautes typographiques graves, et d'autres qui nous sont propres, se sont glissées dans le cours de ce travail; nous corrigerons les unes et les autres dans l'*errata* que nous nous proposons de placer à la fin de notre second mémoire.